Aktuelle Probleme aus dem Gebiet der Cancerologie

Symposion anläßlich des 75. Geburtstages von K. H. Bauer

Herausgegeben von

Prof. Dr. W. Doerr · Prof. Dr. Dr. h. c. F. Linder

Prof. Dr. G. Wagner

Mit 47 Abbildungen

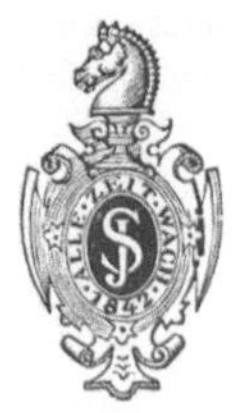

Springer-Verlag Berlin Heidelberg New York 1966

ISBN 978-3-540-03447-6 ISBN 978-3-642-85518-4 (eBook)
DOI 10.1007/978-3-642-85518-4

Alle Rechte, insbesondere das der Übersetzung in fremde Sprachen, vorbehalten. Ohne ausdrückliche Genehmigung des Verlages ist es auch nicht gestattet, dieses Buch oder Teile daraus auf photomechanischem Wege (Photokopie, Mikrokopie) oder auf andere Art zu vervielfältigen.

© by Springer-Verlag Berlin · Heidelberg 1966
Library of Congress Catalog Card Number 66–22474

Die Wiedergabe von Gebrauchsnamen, Handelsnamen, Warenbezeichnungen usw. in diesem Werk berechtigt auch ohne besondere Kennzeichnung nicht zu der Annahme, daß solche Namen im Sinne der Warenzeichen- und Markenschutz-Gesetzgebung als frei zu betrachten wären und daher von jedermann benutzt werden dürften
Titel Nr. 1349

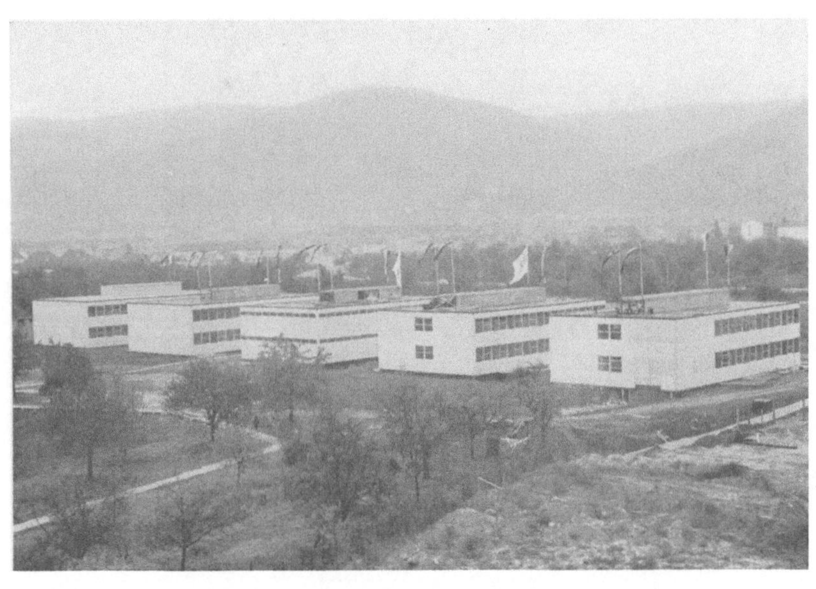

Deutsches Krebsforschungszentrum Heidelberg

Vorwort

Der Geburtstag des Herrn KARL HEINRICH BAUER war in der akademischen Welt ein Ereignis besonderer Bedeutung. Der emeritierte Professor der Chirurgie und Initiator des Deutschen Krebsforschungszentrums hatte es schon früher verstanden, geistige Anregungen auszustreuen, seine Leser und Hörer zu fesseln und durch sein Beispiel zu wirken. So ist es nur natürlich, daß zur Feier der Vollendung des 75. Lebensjahres sehr viele Schüler, Freunde, Verehrer und Fachgenossen aus aller Welt nach Heidelberg gekommen sind, um dem Jubilar die Reverenz zu erweisen. Im Mittelpunkt der Feierlichkeiten stand ein wissenschaftliches Symposion, welches reich war an thematisch weit streuenden Beiträgen, gleich einem bunten, farbenfrohen Geburtstags-Blumenstrauß.

Die nachfolgende Zusammenstellung gibt ein naturgetreues Bild von dem Ductus der Einzelvorträge. Herausgebern und Verlag war daran gelegen, durch diese Festschrift, deren Teile wie die Komponenten eines Kraftfeldes auf Teilgebiete des Lebenswerkes von K. H. BAUER ausgerichtet sind, sowohl eine bleibende Erinnerung als auch einen Eindruck von der imposanten Größe und Mannigfaltigkeit des Lebenswerkes von K. H. BAUER zu vermitteln.

Heidelberg, März 1966.

W. DOERR	F. LINDER	G. WAGNER
als Dekan der Medizinischen Fakultät	für die Schüler und Freunde des Jubilars	für das Deutsche Krebsforschungszentrum

Inhaltsverzeichnis

A. Glückwunschadressen

1. DOERR, W., Dekan der Medizinischen Fakultät der Universität Heidelberg 1
2. MÜLLER, H., Finanzminister von Baden-Württemberg 6
3. GALLAS, W., Prorektor der Universität Heidelberg 7
4. WEBER, R., Oberbürgermeister der Stadt Heidelberg 8
5. AUTENRIETH, H., Vorsitzender des Kuratoriums für das Deutsche Krebsforschungszentrum 9
6. MOTHES, K., Präsident der Deutschen Akademie der Naturforscher Leopoldina 11
7. KRAUSS, H., Präsident der Deutschen Gesellschaft für Chirurgie. 11
8. FLASKAMP, W., Vizepräsident des Deutschen Zentralausschusses für Krebsbekämpfung und Krebsforschung 12
9. NEFF, G., als Sprecher der ausländischen chirurgischen Gesellschaften . . 13
10. BÜRKLE DE LA CAMP, H., Deutsche Gesellschaft für Unfallheilkunde . . . 15
11. LINDEMANN, K., Deutsche Gesellschaft für Orthopädie 17
12. LINDER, F., für alle Freunde und Schüler 17
13. BAUER, K. H.: Dankesworte 18

B. Wissenschaftliche Sitzung am Freitag, den 24. 9. 1965

Podium-Gespräch über moderne Krebsbehandlung,
insbesondere die sogenannte Kombinationstherapie
(Moderator: F. LINDER)

1. STRONG, L. C.: Biologische Stabilität oder Instabilität bei der Krebsentstehung 25
2. BAUER, K. H.: Über die Anfänge einer zusätzlichen Krebstherapie . . . 35
3. GUMMEL, H. P.: Derzeitige Problematik der Kombinationsbehandlung bösartiger Geschwülste 47
4. KIRSCH, R. u. SCHMIDT: D., Erste experimentelle und klinische Erfahrungen mit der Ganzkörper-Extrem-Hyperthermie 53

C. Wissenschaftliche Sitzung vom Sonnabend, den 25. 9. 1965

Symposion über aktuelle Probleme aus dem Gebiet der Cancerologie
(Moderator: G. WAGNER)

1. HUGGINS, CH.: Functions of the Cancer Cell 73
2. SCHMÄHL, D.: Die experimentelle Syncarcinogenese 81
3. ŠULA, J. P.: Die Cancerogenität einiger Conjugate von 3,4-Benzpyren mit Purin- und Pyrimidin-Derivaten 84
4. WRBA, H.: Wachstumskontrolle und Krebskrankheit 89

5. Grabar, P.: Aspects immunologiques du Cancer 95
6. Munk, K.: Nucleinsäurestoffwechsel der Zelle nach Infektion mit dem Virus SV 40 100
7. Graffi, A.: Über Protein- und Nucleinsäure-Synthese in Mitochondrien aus Tumor- und Normalgeweben 105
8. Hecker, E.: Die Cocarcinogene des Crotonöls 121
9. v. Ardenne, M.: Syncarcinokolyse in Gestalt der Mehrschritt-Chemotherapie 128
10. Scheer, K. E.: Nuclearmedizinische Methoden in der Krebsforschung . . 144
11. Rusch, H. P.: Changing Horizons in Cancer Research 150

Sachverzeichnis 156

Liste der aktiven Teilnehmer

v. ARDENNE, M. Prof.
Forschungsinstitut M. v. Ardenne
Dresden-Weißer Hirsch

AUTENRIETH, H., Ministerialdirigent, Dr.
Kultusministerium Baden-Württemberg
Stuttgart

BAUER, K. H., Prof. Dr. med., Dr. med. h. c., Dr. jur. h. c., Dr. med. h. c.
Deutsches Krebsforschungszentrum
Heidelberg

BÜRKLE DE LA CAMP, H., Prof. Dr. med.
Dottingen über Freiburg

DOERR, W., Prof. Dr. med.
Pathologisches Institut der Universität
Heidelberg

FLASKAMP, W., Prof. Dr. med.
Gesellschaft zur Bekämpfung der Krebskrankheiten Nordrhein-Westfalen e. V.
Oberhausen

GALLAS, W., Prof. Dr. jur.
Prorektor der Universität Heidelberg
Heidelberg

GRABAR, P., Prof. Dr.
Institut de Recherches Scientifiques sur le Cancer
Villejuif/Seine
Frankreich

GRAFFI, A., Prof. Dr. med.
Deutsche Akademie der Wissenschaften zu Berlin
Institut für experimentelle Krebsforschung
Berlin-Buch

GUMMEL, H., Prof. Dr. med.
Deutsche Akademie der Wissenschaften zu Berlin
Robert-Rössle-Klinik
Berlin-Buch

HECKER, E., Prof. Dr. rer. nat.
Institut für Biochemie am Deutschen Krebsforschungszentrum
Heidelberg

HUGGINS, CH., M. D.
University of Chicago
Ben May Laboratory for Cancer Research
Chicago/Ill.

KIRSCH, R., Prof. Dr. med.
Medizinische Akademie „Carl Gustav Carus“
Chirurgische Klinik und Poliklinik
Dresden

KRAUSS, H., Prof. Dr. med.
Chirurgische Universitätsklinik
Freiburg

LINDEMANN, K., Prof. Dr. med.
Orthopädische Anstalt der Universität Heidelberg
Heidelberg

LINDER, F., Prof. Dr. med., Dr. h. c., Dr. of law h. c.
Chirurgische Universitätsklinik
Heidelberg

MOTHES, K., Prof. Dr., Dr. h. c., Dr. h. c.
Deutsche Akademie der Wissenschaften
Institut für Biochemie der Pflanzen
Halle/Saale

MÜLLER, H., Dr.
Finanzminister des Landes Baden-Württemberg
Stuttgart

MUNK, H., Dozent Dr. med.
Institut für Virusforschung am Deutschen Krebsforschungszentrum
Heidelberg

NEFF, G., Chefarzt Dr. med.
Kantonsspital
Chirurgische Abteilung
Schaffhausen/Schweiz

RUSCH, H. P., Ph. D.
McArdle Laboratory for Cancer Research
University of Wisconsin
Madison/USA

SCHEER, K. E., Prof. Dr. med.
Institut für Nuklearmedizin am Deutschen Krebsforschungszentrum
Heidelberg

SCHMÄHL, D., Prof. Dr. med.
Institut für experimentelle Geschwulsterzeugung und -behandlung
am Deutschen Krebsforschungszentrum
Heidelberg

STRONG, L. C., Ph. D.
Salk Institute for Biologic Studies
San Diego/California

ŠULA, J. P. Prof., MUDr.
II. Ustav pro Lékařskou Chemii
Prag

WAGNER, G., Prof. Dr. med.
Institut für Dokumentation, Information und Statistik
am Deutschen Krebsforschungszentrum
Heidelberg

WEBER, R., Oberbürgermeister
Stadtverwaltung Heidelberg
Heidelberg

WRBA, H., Prof. Dr. med., Dr. rer. nat.
Institut für experimentelle Pathologie am Deutschen Krebsforschungszentrum
Heidelberg

A. Glückwunschadressen

Glückwunschadressen anläßlich des 75. Geburtstages von Herrn Prof. Bauer

Begrüßungsansprache des Dekans der Medizinischen Fakultät der Universität Heidelberg, Prof. Dr. Wilhelm Doerr, zugleich als Senatsbeauftragter für das Deutsche Krebsforschungszentrum

Herr Minister,
hochansehnliche Versammlung,
lieber und verehrter Herr Kollege Bauer,
meine Damen und Herren!

Als ich vor 5 Jahren, damals im Auftrage der Medizinischen Fakultät der Universität Kiel, Herrn Professor BAUER zum Doktor der Gesamten Heilkunde ehrenhalber promovieren durfte, konnte ich nicht wissen, daß ich heute wiederum Pflicht und Ehre hätte, dem Jubilar beglückwünschend entgegenzutreten.

Erlauben Sie bitte, sehr verehrter Herr Finanzminister, daß ich als derzeitiger Dekan der Medizinischen Fakultät der Universität Heidelberg und als Beauftragter des Senates unserer Universität für die Akademische Cooperation mit dem Deutschen Krebsforschungszentrum Ihnen einen besonderen Gruß entbiete. Ich darf Ihnen im Namen aller akademischen Behörden, im Namen aller Mitglieder des Krebsforschungszentrums und im Namen dieser ganzen repräsentativen Versammlung aufrichtig dafür danken, daß Sie sich die Mühe gemacht und die Zeit genommen haben, heute hierher zu kommen, um durch Ihre Anwesenheit Herrn Professor BAUER besonders zu ehren.

Ich darf sodann in meinen Gruß einbeziehen alle Damen und Herren, die zum Teil von weither, aus Übersee, dem europäischen Ausland und aus Mitteldeutschland zu uns gekommen sind. Möchten Sie bitte in dem Bewußtsein, daß Sie durch Ihre Reise und Ihr Kommen, durch Ihre tätige Anteilnahme an der gestrigen und der soeben stattgehabten wissenschaftlichen Sitzung, besonders jedoch durch Ihre menschliche Zuwendung zu unserem Jubilar, diesen geehrt und erfreut haben, eine persönliche Genugtuung empfinden.

Wollen Sie es mir nachsehen, daß ich, wenn ich schon das Glück habe, Ihnen Grußworte sagen zu dürfen, die Gelegenheit benutze, an Herrn

BAUER, im Auftrage meiner alten, der Kieler Fakultät, und im Auftrage meiner neuen, der Heidelberger Fakultät, eine Adresse zu richten.

Wenn ein zufällig amtierender Dekan sich mit einem Phänomen wie dem des heutigen Tages konfrontiert sieht, wird er bestrebt sein, das Bleibende und Einmalige herauszuschälen.

Sie, lieber Herr Professor BAUER, wissen, daß ich eines der ganz wenigen aktiven Mitglieder unseres Lehrkörpers bin, das in Ihrer eigenen Heidelberger Frühzeit bereits zur Stelle war. Wahrscheinlich gerade deshalb waren und sind mir Ihre Persönlichkeit und Leistung stets gegenwärtig. Sie müssen mir einige Worte erlauben, um dem großen Kreis, der hier zusammengekommen ist, zu zeigen, was Sie auszeichnet:

Härte, Unbeugsamkeit, aber auch Anpassungs- und Belastungsfähigkeit des fränkischen Bauerngeschlechtes; humanistische Prägung durch die Bamberger Gymnasialzeit; Charakterbildung und disziplinierender Zuschliff durch die Burschenschaft Bubenruthia zu Erlangen, eine der besten nach Tradition und Wollen; höchste Bewährung als Arzt und Mensch in der Schlacht um Verdun unter ständigem Einsatz des eigenen Lebens; unverzügliche Aufnahme der wissenschaftlichen Ausbildung nach Einstellung der Feindseligkeiten durch Eintritt in das Freiburger Pathologische Institut, damals unter Geheimrat LUDWIG ASCHOFF.

«ASCHOFF war mein Schicksal», so formulierten Sie es selbst. Sie haben bei ASCHOFF kritische und wägende Beurteilung von mit großer Treue erarbeiteten Befunden erlernt und induktiv richtig die Existenz erbkonstitutioneller Systemerkrankungen konzipiert.

In der Göttinger Antrittsvorlesung 1923 – Sie waren längst Chirurg unter RUDOLF STICH geworden – haben Sie über Fragen der Elektivität sog. Genwirkungen gesprochen. Sie haben damit die erbkonstitutionelle Betrachtungsweise in der Allgemeinen Chirurgie heimisch gemacht. Dies war heuristisch von größter Bedeutung und hat zahlreiche Arbeiten in aller Welt angeregt. Würden Sie, lieber Herr BAUER, gar nichts weiter geschaffen haben, so wäre dies Grund genug, Ihrer bleibend zu gedenken. Denn diese Leistung ist ein legitimer Bestandteil individualpathologischer Betrachtung und ärztlich von größter Wichtigkeit.

In der Konsequenz dieser Arbeiten war es ein kühner Schritt, eine Funktion des plausiblen Schließens, das Problem «Vererbungslehre und Geschwulstforschung» von der wenig fruchtbaren Erbgangsforschung auf das damals neue Gebiet der Vererbungs-Zell-Forschung verlagert zu haben. Was der Würzburger Zoologe BOVERI geahnt und paradigmatisch am Seeigelei skizziert hatte, hat unser Jubilar mit der pragmatischen Entschlossenheit des Chirurgen durch seine «Mutationstheorie der Geschwulstentstehung» (1928) in eine in der Sprache der klinischen Medizin gängige Münze umgeprägt.

Die von der Überzeugung, die Gene seien die Träger der Geschwulsteigenschaften, bestimmte systematische Suche nach mutagen wirkenden physikalischen und chemischen Zellreizen führte ohne weiteres zu dem Gebiete «Berufsschäden und Krebs».

«Und wie es nichts gibt, was nutzt, das nicht – falsch oder übermäßig angewandt – zugleich auch schaden könnte, so gibt es auch nichts, was schadet, das nicht zugleich auch nutzen könnte», diesen bei Publius Ovidius Naso entlehnten Satz hat Herr BAUER in der Weise interpretiert, daß er sagt, daß,

was Krebs erzeugt, unter Umständen auch Krebs heilt.

Der Bericht über das am 4. Juli 1934 an der Breslauer Klinik durchgeführte therapeutische Wagnis, oberflächliche Carcinome der Körperdecke durch lokale Behandlung mit dem exquisit cancerogen wirksamen 3,4-Benzpyren anzugehen, wodurch ein lokaler Schwund des Krebses erzeugt wurde, ist noch heute erregend zu lesen. In der späteren Folge dieser Arbeiten sind die Begriffe Syncarcinogenese und Syncarcinokolyse entstanden: Ein Krebs entsteht nie aus einer einzigen Wurzel, und eine Krebsbehandlung erwächst niemals aus einem einzigen Prinzip. In dieser Linie liegen die unablässigen Bemühungen, auf dem Wege der Erkennung formaler und kausaler Bedingungen der Geschwulstentstehung zu einem vernünftigen therapeutischen Ansatz zu gelangen.

Es liegt in der Natur unseres Geburtstagskindes beschlossen, daß es seine Treue zu seiner eigenen Vergangenheit, zu seiner eigenen Familie, zu seinem eigenen Werke als Arzt und Forscher bestimmend sein läßt, ja lassen muß, für alle gegenwärtigen und künftigen Wege.

Wer unseren Jubilar erlebt hat, wie er die Demütigungen im 3. Reiche zu überwinden vermochte, wie er im Frühjahr 1945 die Chirurgische Klinik nach mehrmaliger Beschlagnahme durch die Besatzungsmacht befreite, wie er zunächst als Dekan unserer Fakultät, sodann als erster Rector magnificus im Amtsjahr 1945/46 in wenig mehr als 100 Tagen nach dem Einmarsch der amerikanischen Armee das festgefahrene Schiff unserer Universität flott bekommen, wie er die damals geradezu übermächtigen Schwierigkeiten des allgemeinen Lebens, des akademischen und des soeben wieder keimenden politischen Lebens bewältigt, wie er in einer Zeit des Mißtrauens und der Angst Furchtlosigkeit bewiesen und Vertrauen gesät hat, wer weiß und wer bedenkt, daß Herr BAUER selbst damals von einer heimtückischen Krankheit gezeichnet war, die wohl nur er überwinden konnte, der wird dem Geburtstagskinde Hochachtung und Bewunderung ganz uneingeschränkt entgegenbringen.

Die Heidelberger Fakultät ist stolz darauf, Sie, lieber Herr BAUER, in ihren Reihen zu wissen. Einer meiner eigenen Amtsvorgänger, PAUL ERNST, Medizinhistoriker aus Leidenschaft, schrieb 1926, daß in der reizvollen aber auch leidensvollen Geschichte unserer Universität seit 1386 nur ganz wenige Gestalten aus der im Gange der Jahrhunderte naturgemäß großen Zahl der Universitätslehrer bleibend herausragten. Es seien dies im medizinischen Bereiche im 16. sc. THOMAS ERAST, überzeugter Galenist und Gegner von PARACELSUS; im 17. sc. der Leibarzt und Anatom JOHANN CONRAD BRUNNER; im 19. sc. im Grunde nur HERMANN VON HELMHOTZ. Und ich glaube, daß ein späteres Geschlecht LUDOLF KREHL und KARL HEINRICH BAUER herausstellen und als für unsere Zeit kennzeichnend anmerken wird. Beide haben nach ihrer Emeritierung ein neues Institut aufgebaut, KREHL das Kaiser-Wilhelm-Institut für Medizinische Forschung, BAUER *sein* Krebsforschungszentrum.

Das essentielle Merkmal des Wesens von Herrn BAUER ist, daß er nicht in der Vergangenheit lebt. Es ist, wenn ich noch *ein* Mal eines seiner eigenen Worte gebrauchen darf, besser, es hat jemand seine Zukunft vor sich als, steht er in jungen Jahren – im Geistigen gemeint –, er hat diese, seine Zukunft bereits hinter sich!

Die Fakultät ist nicht nur stolz auf Sie, lieber und verehrter Herr BAUER, sie freut sich mit Ihnen dieses Tages, an dem Ihr Werk, das Deutsche Krebsforschungszentrum, in aller Öffentlichkeit Ihnen zur Ehre gereicht. Und die Fakultät dankt Ihnen aufrichtig für alle Bereicherung, die Sie ihr durch Ihre Arbeit und vor allem durch Ihr Beispiel gegeben haben.

Aus dem kleinen Arbeitskreis eines Pathologischen Institutes in das weite Feld der klinischen Chirurgie eingetreten, sind Sie sehr schnell auch über deren Grenzen hinausgewachsen und durften durch Ihre Bemühungen als Arzt und als Forscher, als Mentor des akademischen Lebens und durch Ihr imposantes literarisches Werk in viele Bereiche auch der breiten Öffentlichkeit eingreifen. Möchten Ihre Spannkraft und Ihre Gesundheit erhalten bleiben!

Die Herren der Fakultät haben sich die Köpfe zerbrochen, womit sie Ihnen eine Freude machen könnten. Nehmen Sie als Erinnerung an den heutigen Tag diesen Druck wohl aus dem Jahre 1652 «Das Fest unter dem Baum» von Adriaen van Ostade *symbolhaft*, die freudige Begegnung unter dem gesegneten Baume eines an äußeren und inneren Erfolgen reichen Lebens!

Dr. Hermann Müller, Finanzminister von Baden-Württemberg

Anschließend an die Begrüßungsansprache des Herrn Dekans überbringt der Herr Finanzminister des Landes Baden-Württemberg, Dr. HERMANN MÜLLER, im Auftrag des verhinderten Ministerpräsidenten, Dr. h. c. K. G. KIESINGER, die Glückwünsche der Landesregierung, würdigt den Werdegang und die Verdienste des Jubilars, auch um die Gesundheitspolitik des Landes Baden-Württemberg, und überreicht ihm anschließend das vom Herrn Bundespräsidenten auf Antrag des Ministerpräsidenten verliehene «Große Verdienstkreuz mit Stern des Verdienstordens der Bundesrepublik».

Prof. Dr. Wilhelm Gallas, Prorektor der Universität Heidelberg

Hochverehrter, lieber Herr Bauer,

in Vertretung des Rektors, Magnifizenz GÜNTHER BORNKAMM, der es sehr bedauert, an der heutigen Feier nicht teilnehmen zu können, überbringe ich Ihnen die herzlichsten Glückwünsche der Ruperto-Carola zu Ihrem 75. Geburtstag.

Versuche ich, etwas von den Gefühlen und Wünschen auszusprechen, die uns an diesem festlichen Tage erfüllen, so wird mir bewußt, wie wenig sich die Person unseres Jubilars den Assoziationen einfügen will, die sich sonst mit der Erreichung dieses Abschnitts im Leben eines akademischen Forschers und Lehrers verbinden. Jeder Gedanke an besinnliche Rückschau auf das vollendete Werk, an wohlverdiente Sabbatruhe nach getaner Arbeit wird sogleich durch das Bild eines Mannes verdrängt, der in ungebrochener Tatenlust unter uns wirkt und kämpft, dem das Erreichte nach wie vor nur Ansporn zum nächsten Schritt bedeutet und der sich wie eh und je in jugendlichem Ungestüm über alle Hindernisse und bürokratischen Hemmungen hinwegsetzt, die sich ihm auf dem Wege zu dem als richtig erkannten Ziel entgegenstellen. Voller Bewunderung sind wir Zeugen solch unerschöpfbarer Lebensenergie und solch unbeirrbarer Werktreue!

Mögen Sie, lieber Herr BAUER, das ist unser Geburtstagswunsch, mit Ihrem sprühenden Temperament, Ihrem Idealismus und Ihrer Zähigkeit im Dienst der guten Sache auch fürderhin Ihre Jahre Lügen strafen und uns Jüngere beschämen; und möge es Ihnen vergönnt sein, recht bald die glückliche Vollendung des großen Werkes zu erleben, dem Sie in den letzten Jahren mit so erstaunlichem Erfolg alle Ihre Kräfte gewidmet haben und das für immer mit Ihrem Namen verbunden bleiben wird: des Deutschen Krebsforschungszentrums.

Lassen Sie mich in dieser feierlichen Stunde den guten Wünschen aber auch den Dank unserer Universität hinzufügen, den Dank, den sie Ihnen wie keinem anderen ihrer Mitglieder schuldet. Als erster Dekan der Medizinischen Fakultät und kurz darauf als erster gewählter Rektor nach dem Zusammenbruch haben Sie entscheidenden Anteil am Wiederaufbau der Ruperto-Carola über den Trümmern, die das Dritte Reich hinterlassen hatte. Ihrer hingebungsvollen Arbeit, Ihrem Verhandlungsgeschick und Ihrer zähen Energie kommt vornehmlich das Verdienst daran zu, daß die Universität Heidelberg als erste nach dem Kriege schon im August 1945 ihre Pforten wieder öffnen konnte und daß damals die Fundamente für ihre geistige Erneuerung und ihren raschen Wiederaufstieg gelegt wurden. Ihre Ernennung zum Ehrensenator zeugt von der Dankbarkeit unserer Universität für diese unvergeßliche Leistung.

Welchen Glanz die Ruperto-Carola den zwei Jahrzehnten Ihres Heidelberger Wirkens als Forscher, Lehrer und Chef der Chirurgischen Klinik verdankt, hat soeben der Dekan der Medizinischen Fakultät in bewegenden Worten geschildert. Erlauben Sie mir darüber hinaus nur noch ein Wort des herzlichen Dankes im Namen der vielen Kollegen aller Fakultäten, die, als Patienten an Ihre nie versagende Hilfsbereitschaft appellierend, in Ihnen den unvergleichlichen Arzt und gütigen Menschen erleben durften.

Schließlich habe ich Ihnen, sehr verehrter, lieber Herr Bauer, zugleich im Namen des Dekans, die Grüße und Glückwünsche der Heidelberger Juristischen Fakultät auszurichten, die stolz darauf ist, Sie zu ihren Ehrendoktoren zählen zu dürfen. Die Jurisprudenz, insonderheit die gerichtliche Praxis, hat sich manch kritisches Wort von Ihnen sagen lassen müssen. Aber wir sind uns dankbar bewußt, daß diese Kritik stets mit dem Bemühen um Verständnis für die besonderen Aufgaben und manchmal verschlungenen Gedankengänge der Juristen gepaart war und daß sie wesentlich dazu beigetragen hat, der Gesetzgebung und Rechtsprechung im medizinischen Bereich den Weg zu Entscheidungen zu weisen, die das Streben nach Rechtsschutz und Gerechtigkeit mit der gebotenen Rücksicht auf die Bedingungen, Möglichkeiten und Normen der ärztlichen Kunst verbinden. Wir hoffen auch für die Zukunft auf fruchtbare und freundschaftliche Zusammenarbeit mit dem verehrten Jubilar und Doctor iuris honoris causa!

Robert Weber, Oberbürgermeister der Stadt Heidelberg

Sehr verehrter Herr Minister,
sehr verehrter, lieber Herr Professor Bauer,
meine Damen und Herren!

Der außergewöhnlichen Reihe von Persönlichkeiten, die Ihnen, sehr verehrter, lieber Herr Professor Dr. Bauer am heutigen Festtage gratulieren, schließe ich mich im Namen unserer Stadt und ihrer Bürgerschaft mit herzlichen Wünschen an.

Zwischen der Einweihung eines Montpellierplatzes und dem Empfang für die Delegation aus unserer französischen Partnerstadt Montpellier komme ich, um unsere besondere Verbundenheit mit einem großen Arzt und einem der großen hervorragenden Bürger unserer Stadt zum Ausdruck zu bringen.

Ihr Lebenswerk, Ihre Verdienste als Arzt, Forscher und Wissenschaftler haben der Herr Minister und Herr Professor DOERR in eindrucksvoller Weise geschildert und gewürdigt. Der Herr Bundespräsident hat Sie in außergewöhnlicher Weise dafür ausgezeichnet.

Ich darf hinzufügen, daß Sie sich auch um unsere Stadt und unsere Bürgerschaft, in der Sie seit über 20 Jahren wirken, vielfach und in hohem Maße verdient gemacht haben, und daß Sie sich durch Ihr segensreiches ärztliches Wirken wie auch durch Ihre erfolgreiche Tätigkeit im Stadtrat hohes Ansehen und große Sympathien erworben haben.

Viele unserer Bürger verdanken Ihnen Gesundheit und Leben. Sie haben sich in rastloser ideenreicher Arbeit und in leidenschaftlicher Weise für die Unfallhilfe und Unfallverhütung eingesetzt und viele Menschen gerettet.

Durch die auf Ihrer Initiative beruhende Schaffung des Krebsforschungszentrums haben Sie den Namen unserer Stadt als wissenschaftliches Forschungszentrum in der Welt maßgeblich gefördert. Sie sind zugleich auch durch Ihr Wirken zu einem Vorbild der Hilfsbereitschaft für unsere Jugend und zum Vorbild des großen Bürgers geworden, der sich selbstlos und unermüdlich für seine Mitmenschen einsetzt.

Ich möchte Ihnen deshalb im Namen der Stadt Heidelberg herzlich danken. Mit unserem aufrichtigen Dank möchte ich den Wunsch verbinden, daß die kommenden Jahre Ihrem verantwortungsreichen Wirken viel weiteren Erfolg und persönlich viel Freude bringen mögen.

Ministerialdirigent Dr. Heinz Autenrieth, Kultusministerium Baden-Württemberg, Vorsitzender des Kuratoriums für das Deutsche Krebsforschungszentrum

Sehr verehrter, lieber Herr Prof. Bauer,

Mit besonderer Bewegung und aufrichtiger Freude nimmt das Kuratorium des Krebsforschungszentrums an der Feier Ihres 75. Geburtstags teil.

Aus der engen Verbundenheit mit Ihrem Wirken und Ihrem Werk, dem Krebsforschungszentrum, heraus möchte es an dem heutigen festlichen Tage Ihre Verdienste um das KFZ rühmen und Ihnen den herzlichsten Dank für Ihre unermüdliche Aktivität bei der Gründung und beim Aufbau der 1. Betriebsstufe des KFZ ausdrücken.

Diese Aktivität reicht bis in die graue Vorzeit des Zentrums zurück, zum mindesten bis in jene Jahre, als ein auserwählter Kreis von Gelehrten (darunter Prof. BUTENANDT) in Hinterzarten über die Zukunft der deutschen Krebsforschung beriet. Der Funke sprang über auf die Deutsche Forschungsgemeinschaft und den Wissenschaftsrat, der in seiner Denkschrift von 1960 die Errichtung eines Deutschen Krebsforschungszentrums in Heidelberg empfahl. Der Funke sprang aber auch über auf das Kultusministerium des Landes Baden-Württemberg; Prof. K. H. BAUER sagte bei seiner Begrüßungsansprache zur Einweihung des Krebsforschungszentrums mit Recht, daß sich Tag und Stunde angeben lassen, wann dies geschah. Der Ministerrat stimmte dem Projekt alsbald zu und genehmigte mit Wirkung vom 14. 2. 1964 die Errichtung der Stiftung «Deutsches Krebsforschungszentrum Heidelberg», deren Träger außer dem Land Baden-Württemberg auch der Bund ist. Die beteiligten Bundesministerien für Gesundheitswesen, für Wissenschaftliche Forschung und das Bundesfinanzministerium sowie die entsprechenden Ministerien des Landes wirken zusammen mit nahmhaften Gelehrten im Kuratorium des KFZ mit. Zum Stiftungsbeauftragten wurde Professor K. H. BAUER bestimmt.

Bereits 6 Tage nach der Errichtung der Stiftung, am 20. 2. 1964, wurde der 1. Spatenstich getan, am 31. Oktober 1964 konnten schon die Institute der I. Betriebsstufe, wie sie heute auf dem Neuenheimer Feld stehen, eingeweiht werden. Die Verwirklichung eines so umfangreichen Projekts in so unwahrscheinlich kurzer Zeit wäre ohne die Initiative, den Schwung, die Zähigkeit und Zielstrebigkeit des Stiftungsbeauftragten nicht möglich gewesen. Sein jugendliches Feuer, sein Idealismus und seine kaum mehr zu überbietende Energie halfen auch, die Widerstände zu beseitigen und die Rückschläge zu überwinden, die bei einem solch umfangreichen Vorhaben unvermeidlich sind.

Als 1. Vorsitzender des Vereins zur Errichtung des KFZ verstand er es, mit seltener Überzeugungskraft und Ausdauer die Werbetrommel zu rühren, landauf, landab zu reisen, Vorträge vor interessierten Kreisen, im Rundfunk und wo immer zu halten, Abhandlungen und Artikel zu schreiben mit dem einzigartigen Erfolg, daß zahlreiche Spenden für das KFZ eingingen. Damit trug er auch dazu bei, daß das KFZ weit über die Grenzen des Landes und des Bundes hinaus bekannt wurde.

Um solches zu vollbringen, muß man schon Arzt, Forscher und Lehrer aus Passion sein. Nur aus einer leidenschaftlichen Berufsbegeisterung kann eine Dynamik, wie sie Prof. K. H. BAUER entwickelte, hervorgehen. Diese hinwiederum muß eine reiche Gesamtpersönlichkeit zum Grunde haben, eine durch ein Leben von 75 Jahren gereifte Menschlichkeit, die sich durch Worte nicht umschreiben läßt, an der wir aber Eigenschaften wie die Besinnlichkeit und den Humor, die Prof. BAUER zu eigen sind, besonders schätzen.

Dies alles veranlaßte das Kuratorium, Herrn Prof. BAUER zu bitten, seine noch jugendlich frische Arbeitskraft auch über die Vollendung des

75. Lebensjahrs hinaus dem KFZ zu widmen. Es hofft, daß bei Einsatz seiner Vitalität und all seiner guten Gaben auch die Endstufe des KFZ in einer beispielhaften Zeit erreicht sein wird und daß es eine innere Struktur erlangt, die es zu einem Vorbild der Krebsforschung auf der ganzen Welt machen wird. Die Erfüllung dieser großen Aufgabe würde gewiß die Krönung des Lebenswerks Prof. BAUERS darstellen, zu der wir ihm seitens des Kuratoriums jede Unterstützung zusagen.

Möge Ihnen, sehr verehrter Herr BAUER, noch für eine lange Zeit Ihre gute Gesundheit, Ihre Frische und Ihr Idealismus erhalten bleiben, Ihre Dynamik, mit der Sie das KFZ auch weiterhin in Bewegung halten. Das ist der herzliche Geburtstagswunsch des Kuratoriums des Krebsforschungszentrums.

Prof. Dr. Kurt Mothes, Halle/S.
Präsident der Deutschen Akademie der Naturforscher Leopoldina

Herr MOTHES sprach im Namen des Präsidenten der Heidelberger Akademie der Wissenschaften, des Präsidiums der Deutschen Akademie der Naturforscher Leopoldina und des Präsidenten der Gesellschaft Deutscher Naturforscher und Ärzte Herrn BAUER die besonderen Glückwünsche dieser wissenschaftlichen Institutionen aus und überreichte ihm ein Bild zur Errinnerung an seine hervorragende Tätigkeit als Vorsitzender der Gesellschaft Deutscher Naturforscher und Ärzte anläßlich der Jahrestagung in Wiesbaden.

Prof. Dr. Hermann Krauss, Freiburg i. Br.,
Präsident der Deutschen Gesellschaft für Chirurgie

Hochverehrter Herr Kollege Bauer!

Es sind Ihnen durch die Herren Vorredner am heutigen Tage Glückwünsche für alle Bereiche Ihrer Wirksamkeit und Ihres persönlichen Lebens entgegengebracht worden, die ich mit aller Herzlichkeit bekräftigen möchte.

Durch die einmalige und vorbildliche Repräsentanz Ihrer Person indessen scheint mir der Optativ in seinem höchsten Anspruch erfüllt.

Was mir als derzeitigem Präsidenten der Deutschen Gesellschaft für Chirurgie vornehmlich am Herzen liegt, ist das aufrichtige Bedürfnis, Ihnen in diesem feierlichen Rahmen unsere tiefe Dankbarkeit zum Ausdruck zu bringen. Sie stellen, hochverehrter Herr Kollege BAUER, das erfüllte Beispiel eines deutschen Hochschullehrers und Chirurgen dar, welcher Wissenschaft und Lehre in gleichem Maße verbunden ist wie dem

Arzttum und der Pflege kultureller Güter. Ihre humanistische Gesinnung und die Weite Ihres Geistes sind die Grundlagen Ihrer Überzeugungskraft und Darstellungskunst. Ihre schriftlichen und zum Vortrag gebrachten Abhandlungen dürfen als Muster naturwissenschaftlicher, selbst philologischer und juristischer Prägnanz gelten. Das große Gebiet der allgemeinen Chirurgie haben Sie in Praxis und Unterricht, vielleicht als einer der Letzten, in umfassender Form beherrscht.

Dies war auch der Anlaß, daß Ihnen die ungewöhnliche Auszeichnung zuteil wurde, zweimal das hohe Amt des Präsidenten unserer Gesellschaft zu bekleiden, der Sie als Ehrenmitglied zur Zierde gereichen.

Das ideelle Portrait eines deutschen Chirurgen ist durch die nicht übertreffliche Meisterschaft Ihrer Person verkörpert.

So mögen Sie den Dank, den ich im Namen all der Ihrer gedenkenden und Sie verehrenden Kollegen ausspreche, annehmen und empfinden als Zeichen der Bewunderung und des Stolzes.

Prof. Dr. med. Wilhelm Flaskamp, Oberhausen, stellvertr. Präsident des Deutschen Zentralausschusses für Krebsbekämpfung und Krebsforschung, 1. Vorsitzender der Gesellschaft zur Bekämpfung der Krebskrankheiten Nordrhein-Westfalen

Lieber und verehrter Herr Kollege Bauer!

Mir fällt die schöne Aufgabe zu, Ihnen den Glückwunsch des Deutschen Zentralausschusses für Krebsbekämpfung und Krebsforschung zu überbringen und dazu Grüße der Gesellschaft zur Bekämpfung der Krebskrankheiten Nordrhein-Westfalen.

Nach der Symphonie der schönen Worte und Preisungen, die Sie anhören durften, ist es kein Leichtes für mich, unseren Glückwunsch zu formulieren. Als Leute vom Bau grüßen wir Sie als einen unserer Großen, als einen unserer Wegbereiter durch das Gestrüpp des Krebsdschungels! Wir meinten, diesen Gruß in eine äußere Form gießen zu müssen, Sie über uns zu erheben und sichtbar auszuzeichnen. So habe ich denn den ehrenvollen Auftrag, Ihnen namens des Vorstandes und der Hauptversammlung des Deutschen Zentralausschusses für Krebsbekämpfung und Krebsforschung, in dem die Ländervertretungen der Bundesrepublik vereinigt sind, unsere Ehrenmitgliedschaft anzutragen. Der Präsident, Herr Prof. Bock, – leider verhindert, persönlich zu kommen –, wählte im Text die Prädizierung «Pionier», damit Ihr Wirken treffend charakterisierend.

Die Gesellschaft zur Bekämpfung der Krebskrankheiten Nordrhein-Westfalen, die ich gleichfalls vertreten darf, hat Sie schon vor vielen Jahren zu ihrem Ehrenmiglied ernannt. Unsere Geburtstagsgabe sind die ersten Bände unseres Mitteilungsdienstes, den wir allen Ärzten gewidmet haben. Darin sind auch Ihre Forschungen und Leistungen festgehalten.

Uns bindet aber noch mehr! Wir werden in diesen Tagen Ihrem großartigen Krebszentrum, seiner äußeren Form und seinem Geist konfrontiert. Wir waren auch nicht untätig und haben im Bereich der ehemaligen Städtischen Krankenanstalten – nunmehr «Klinikum Essen» der Universität Münster – einen Bau errichtet, welcher der Forschung am Krankenbett dienen soll. Ich darf Ihnen die Klinik im Bilde vorstellen. Hier werden Kliniker von Rang am Krankenbett diagnostische und therapeutische Maßnahmen prüfen, um sie der Allgemeinheit zur Verfügung zu stellen.

Mich deucht es eine gute Entwicklung der deutschen Krebsforschung, daß ein großartiges, der Grundlagenforschung gewidmetes Institut hier im sonnigen Heidelberg entsteht und im menschenreichen Industriegebiet eine Klinik für unsere schwer geprüften Patienten. Wir hoffen und wünschen herzlich, daß sich im Kampf gegen diese furchtbare Krankheit die Forschungsergebnisse von Heidelberg mit den Erfahrungen in Essen in einer fruchtbaren Synthese vereinigen werden. Daher meine herzliche Bitte: Auf zur Konkurrenz! Das schöne Wort kommt von concurrere: gemeinsam nach einem Ziel laufen!

Der Vorsitzende der GBK, wie man uns nennt, möchte mit seinem Glückwunsch und seinem Versprechen zur gemeinsamen Arbeit an das Ehrenmitglied noch eine weitere Bitte herantragen: unsere Laboratorien und unsere Bibliothek aufzusuchen und sich an Ort und Stelle zu überzeugen, daß wir bestrebt sind, Krebsbekämpfung auch durch Aufklärung der potentiellen Patienten und Fortbildung der Ärzteschaft zu treiben und daß wir der Krebsforschung durch Bereitstellung von Mitteln dienen wollen.

Die Menschen in meiner Heimat an der Ruhr – lieber Herr Kollege Bauer – haben einen besonders schönen Gruß, den sie sich bei ihrer schweren Arbeit einander zurufen. Dieser Gruß vereinigt alle unsere Wünsche zu Ihrem 75. Geburtstage: *Glückauf!*

Chefarzt Dr. Giacomo Neff, Schaffhausen, für alle ausländischen chirurgischen Gesellschaften

Sehr verehrter Herr Jubilar,
meine Damen und Herren,

In Vertretung des erkrankten Herrn Prof. Dr. Spath aus Graz ist mir ganz unerwartet die hohe Ehre zuteil geworden, Ihnen die Glückwünsche all der ausländischen Gesellschaften zu überbringen, die sich glücklich schätzen, Sie zu ihrem Ehrenmitglied zu zählen.

Die *Société Internationale de Chirurgie* schätzt in Ihnen eines der aktivsten Mitglieder und hat Sie auch in den wissenschaftlichen Rat berufen, um Ihrer initiativen Mitarbeit und weitsichtigen Voraussicht bei der Gestaltung neuer Ziele teilhaftig zu werden, als es für die Gesellschaft galt, aus einem gewissen Stadium der Stagnation herauszukommen. Ihre Referate im Rahmen der Gesellschaft – ich nenne nur dasjenige über den Verkehrsunfall auf dem letzten Kongreß in Rom – sind Beispiele prägnantester Formulierung, tiefschürfender Gründlichkeit und umfassender Überschau der Probleme.

Die junge *Österreichische Gesellschaft für Chirurgie und Traumatologie* ernannte Sie, kurz nachdem sie als Phönix aus der Asche wiedererstanden war, als ersten Ausländer zum Ehrenmitglied. Sie wollte damals nicht nur eine völkerverbindende Geste über die Grenzen hinaus machen, sondern es sollte eine Anerkennung Ihrer überragenden Stellung unter den Chirurgen deutscher Sprache sein. – In den gleichen Rahmen fällt auch Ihre Ernennung zum medizinischen *Ehrendoktor der Universität Graz* anläßlich der Jahrhundertfeier der dortigen Medizinischen Fakultät. Es war eben Prof. SPATH, der damalige Rektor, der in einer wunderbaren akademischen Feier voller Tradition und in ehrwürdigem Rahmen Ihre Laudatio vortrug und Ihre denkwürdige Dankadresse wiederum war ein oratorisches Meisterwerk und ein hoher geistiger Genuß, so daß der Redner des Rahmens und der Rahmen des Redners würdig waren.

L'Istituto Lambardo di Scienze di Milano, istituzione scientifica di vecchie e venerabili tradizioni, gradisce il ben sentito onore di contar LA fra i suoi quale membre onorario et LE presenta i suoi migliori auguri.

On behalf of the *Association of Surgeons of Great-Britain and Ireland* Prof. LINDER will speak, and so I can pass over it.

Die *Schweizerische Gesellschaft für Chirurgie* ist in der Erteilung der Ehrenmitgliedschaft recht zurückhaltend. Um so mehr dürfen Sie es schätzen, daß Ihnen diese Auszeichnung zuteil wurde, und wir Schweizer Chirurgen sind glücklich, Sie damit zu den Unsrigen zählen zu dürfen. Was wir Schweizer Chirurgen an Ihnen schätzen, sind vor allem zwei Dinge: Einmal die Universalität Ihres Wissens und Könnens, untermauert und getragen von einem soliden Humanismus. Wir begrüßen und bewundern in Ihnen einen der letzten Vertreter der Allgemeinchirurgie, dem es noch gelungen ist, alle die auseinanderstrebenden Tochterdisziplinen durch sein umfassendes Wissen «unter einem Dach» zusammenzuhalten, und dieses eine Dach ist die solide Schädeldecke Ihres fränkischen Bauernschädels. Ihre Interessen umfassen einen weitgespannten Bogen von der Erbpathologie über den Trigeminus zur Ostitis, zum Rectum und natürlich zu den Fragen des Krebses und seiner Verhütung, sie umfassen technische Probleme von der Verbesserung der Krukenberg-Methode bis zu Sturzhelm und Sicherheitsgurt.

Wir begrüßen und schätzen Sie aber vor allem auch als einen großen Arzt. Sicher hat dem Bauernbub im Frankenland, der sich zum Medizinstudium entschloß, nicht vorgeschwebt, einmal ein berühmter Universitätsprofessor und weltbekannter Krebsforscher zu werden. Ihr Imago bei der Berufswahl war der praktische Arzt auf dem Lande, der dem leidenden Mitmenschen hilft und seine Schmerzen lindert. Die Entwicklung, Ihr unermüdliches Arbeiten und Streben, hat Sie weit hinaus getragen über Ihre ursprünglichen Ziele und Sie auf ungeahnte Höhen hinaufgeführt. Aber auch an höchster Stelle sind Sie dem Leitbild Ihrer Berufswahl treu geblieben, nur daß Sie, statt – wie wir es einst in einem Vortrag gesehen – auf einem hochstelzigen Automobil durch die Lande zu fahren, nun im modernsten Clinomobil über die Autobahnen rasen, um an Ort und Stelle den Verkehrsopfern möglichst rasche und beste Hilfe zu bringen. Ihre ärztliche Einstellung kommt am besten in der programmatischen Formulierung zum Ausdruck: «Auch der unheilbare Krebskranke muß in Ihnen jeden Tag neu seinen Retter sehen».

Dieses ärztliche Moment tritt in solchen Feiern, wie der heutigen, oft etwas zurück; aber unter den unsichtbaren Gratulanten des heutigen Tages finden sich Tausende dankbarer Patienten, denen Sie durch geschickte Technik Hilfe und Heilung oder durch wahre Menschlichkeit Trost und Stärkung gebracht haben. Als ein Hippokrates des 20. Jahrhunderts haben Sie auch im nüchternen Zeitalter der Technik unentwegt seiner Idee des Helfens und Heilens gedient und diese Leitidee Ihren Schülern und uns allen vorgelebt, und dafür möchten wir Ihnen am heutigen Tage herzlich danken.

Prof. Dr. Heinrich Bürkle de la Camp, Dottingen, für die Deutsche Gesellschaft für Unfallheilkunde

Gefeierter Jubilar,

viele beredte Zungen haben die großen Verdienste unseres Jubilars auf den verschiedenen Gebieten seiner Tätigkeit besungen. Aber ein weites Feld der Betätigung, auf dem er Bedeutendes geleistet hat, wurde noch nicht erwähnt: die Unfallchirurgie.

Wir haben vernommen, daß unser Jubilar ein hervorragender Allgemeinchirurg war, der sich auf vielen Zweigen des Faches hervorgetan und bewährt hat. Einem guten Allgemeinchirurgen liegt die Unfallchirurgie stets sehr am Herzen – das tat sie auch unserem Jubilar, seitdem er sich der Chirurgie zugewandt hat. Wir erkennen das aus seinem Lehrbuch der Behandlung der Frakturen und Luxationen, das er schon als junger Dozent geschrieben hat. Viele neuartige Behandlungsverfahren für Unfallverletzte und manchen neuen Weg der operativen Technik hat er uns gewiesen, – Methoden, die durch ihre Einfachheit und den funktionellen Reiz zur Heilung bestechend sind; ich erinnere nur an die Doppelnagelung des gebrochenen Schenkelhalses.

Aber nicht nur in der Behandlung Unfallverletzter war K. H. Bauer ein großartiger Lehrer, zu dem wir «jungen» Chirurgen lernend aufschauten – ich darf mich auch dazu zählen, da ich ja $4^3/_4$ Jahre jünger bin als er. Selbst ein begeisterter Kraftfahrer, der in jungen Jahren eine große Liebe zum «Kfz» hatte – dieses Mal bedeutet diese Abkürzung «Kraftfahrzeug» und nicht wie in den letzten Jahren «*K*rebs-*F*orschungs-*Z*entrum»! –, erkannte K. H. Bauer vor $1^1/_2$ Jahrzehnten die Gefahren der Straße, die dem Menschen durch den allzu schnell anwachsenden Kraftfahrverkehr erwuchsen. Und er wußte, daß der Arzt und besonders der Chirurg dazu berufen ist, hier helfend und vorbeugend einzugreifen. Tatkräftig wie stets faßte er diese harten Fragen an. Seine statistischen Unfallstudien, in denen das «Heidelberger Zahlenmännchen» in einprägsamer Weise erschreckende Zahlen nannte, seine Analysen über Verkehrsdichte und Unfallhäufigkeit und seine Darlegungen über «Masse und Geschwindigkeit» wurden zum aufklärenden Inhalt vieler Arbeiten und Vorträge. Seine Erste-Hilfe-Organisation mit Arztwagen und Clinomobil wurde zum Vorbild weit über die Grenzen unseres Landes hinaus.

Mit zündenden Worten rief der redegewandte Streiter zur Hilfe und Abhilfe auf. Seine mahnende Stimme durchbrach sogar die Schallmauer von Bonn, wo man ihn nicht nur hörte, sondern den erfahrenen Berater zum Sprecher des verkehrsmedizinischen Beirates im Bundes-Verkehrsministerium berief. Dort fand unser nunmehr Fünfundsiebzigjähriger eine weitere schwere Aufgabe, die wiederum in der Lage ist, seinen Ruhestand weiterhin lebhaft zu gestalten.

In diesen kurzen Sätzen konnte ich nur ein paar Schlaglichter auf den Unfallchirurgen K. H. Bauer werfen, die andeuten sollen, wieviel und wie Vielseitiges wir ihm in der Unfallchirurgie verdanken.

Lieber Bauer, die deutschen Unfallchirurgen und die Deutsche Gesellschaft für Unfallheilkunde, Versicherungs-, Versorgungs- und Verkehrsmedizin, deren Vorsitzender Du warst, deren Ehrenmitglied Du bist, sagen Dir heute glückwünschend Dank für alles, was Du ihnen fördernd und anregend gegeben hast. Der Vorsitzende der Gesellschaft, Herr Professor Dr. Junghanns, ist zur Zeit auf einer Studienreise im Ausland und hat mich gebeten, seine und der Gesellschaft allerbesten Wünsche hier zu übermitteln. Mögest Du noch lange Jahre unser Berater bleiben!

Und wenn Du fürderhin in Deinem starken und schnellen «Kfz» – ich meine jetzt das auf vier Rädern – auf den Gashebel trittst, den man noch «Accelerator», also Beschleuniger, nannte, als wir das Fahren lernten, dann denke an das von Dir so oft gepredigte Gesetz, daß «Kraft = Masse mal Beschleunigung» ist, und fahre von nun an in den nächsten Jahren nur noch einen guten Durchschnitt von 75 bis 80, auch dabei erreichst Du – sorgfältig in Sicherheitsgurten festgeschnallt und vorbildlich den Schutzhelm auf dem edlen Haupt – Spitzengeschwindigkeiten, die Deinem Temperament angemessen sind. Wir Unfallchirurgen wünschen Dir eine weitere lange und gute Fahrt!

Prof. Dr. med. Kurt Lindemann, Heidelberg,
für die Deutsche Orthopädische Gesellschaft

Hochverehrter Jubilar, lieber K. H. Bauer!

Ich habe die Freude und Ehre, Dir als dem langjährigen *Ehrenmitglied* der Deutschen Orthopädischen Gesellschaft herzlich zum 75. Geburtstag zu gratulieren. Mit Bewunderung sehe ich Anfang und Gegenwart des weitgespannten Bogens Deines Lebens vor mir. Möge auch die Zukunft weiterhin durch Tatkraft, Impulsivität und Eindringlichkeit des Willens bestimmt sein. Auf wen anders als auf Dich könnte das Wort von JUVENAL besser anzuwenden sein: vitam impendere vero!

Den Schlüssel zur bedeutenden Persönlichkeit des verehrten Freundes möchte ich in einem Wort von GOETHE finden: „Idee und Erfahrung werden nicht ohne weiteres zusammenkommen, es sei denn, daß Kunst und Tat sie miteinander vereinigen". Für diese glückliche Verbindung bist und bleibst Du ein treffendes Beispiel.

Die Deutsche Orthopädische Gesellschaft wünscht Dir noch lange Jahre in unverminderter Schaffenskraft. Unsere herzlich gemeinten Glückwünsche schließen Deine Lebensgefährtin Frau Inge mit ein.

Prof. Dr. Dr. h. c. Fritz Linder, Heidelberg,
für alle Freunde und Schüler

Verehrter Jubilar, lieber BAUER!

Laut Protokoll beschließen hier in dieser Feierstunde Deine dankbaren Schüler und Freunde den offiziellen Kreis der Gratulanten. Sie werden sich zwar heute abend in engerem Kreise bei einem Essen mit rund 150 Köpfen um Dich scharen, wobei all das übervollen Herzens gesagt werden wird, was über die zahlreichen gedruckten Laudationes hinaus noch zu sagen verbleibt.

Mein Anliegen ist es jedoch, Dir hier als ein äußeres Zeichen unserer Zuneigung und Verehrung eine Reihe von Arbeiten zu überreichen, die Dir gewidmet wurden. Sie werden Dir auf dem gleichen Wagen präsentiert, der jahrelang an jedem Klinikmorgen die Operations-Präparate des Vortages Deinem kritischen Blick offeriert hat. Als Promotor des Gefährtes fungieren zwei alte Pfleger Deiner Operations-Abteilung (die Herren LOCHINGER und KROHNER), in der Du uns durch Dein Beispiel zu sauberen Chirurgen erzogen hast.

Im einzelnen handelt es sich um je ein Sonderheft des LANGENBECKschen Archivs, der BRUNS' Beiträge, der Zeitschrift für Krebsforschung, des Chirurgen und des Anaesthesist. Darüber hinaus sind noch in zahlreichen anderen Journalen Arbeiten erschienen bzw. noch im Druck, die hier in diesen beiden Kassetten gesammelt sind.

Wenn wir auch aus jahrzehntelanger Erfahrung Deine Einstellung zu Festschriften im allgemeinen nur zu gut kennen, so hoffen wir doch, daß der von jedem Autor beabsichtigte Wirkungseffekt nicht ohne Eindruck bleibt. Die Gesamtzahl der Arbeiten betrug sinnigerweise bis gestern abend genau 75. Über Nacht sind es nun 80 geworden, und wir nehmen dies gern zu unseren Wünschen als ein gutes Omen.

Auf Wiedersehen beim 80. Geburtstag!

Dankesworte von Prof. Dr. K. H. Bauer

Herr Minister, hohe Festgäste!

Fünfundsiebzig! Keiner will es sein! Jeder will es werden! Ich habe es geschafft: Soli deo gloria! Gloria und Dank sodann den Eltern! Ihnen verdanke ich Anlagen, Drang nach Arbeit und Lebenszähigkeit.

A propos Lebensdauer! 1890 betrug die Lebenserwartung eines männlichen Neugeborenen nur 38,1 Jahre. Die heute mehr denn 70jährigen sollten sich bewußt sein, daß sie – ohne eigenes Verdienst! – die Miterlebenden und die Nutznießer der – seit dem Beginn aller Kultur – größten Fortschritte in Wissenschaft und Technik sind und daß sie sich zugleich als Auswirkung jener Fortschritte einer Verdoppelung der durchschnittlichen Lebensdauer gegenüber 1890 erfreuen dürfen.

Das Neue Humanistische Gymnasium Bamberg machte aus dem Bauernbub den begeisterten Humanisten. In Erlangen formte die «Burschenschaft der Bubenreuther» den Mulus zum Mann, der stets für das, was er sagt und tut, auch einzustehen hat.

Die Leitbilder des Lebens wurden große Lehrer ihrer Zeit, in Heidelberg KOSSEL und CURTIUS, BUETSCHLI und LENARD, in München FRIEDRICH V. MUELLER, v. ROMBERG, BORST und DÖDERLEIN, in Würzburg vor allem der Chirurg ENDERLEIN! Von ihm sprang der chirurgische Funke über.

Von Würzburg ging es in den Weltkrieg und als Truppenarzt bald an die Front. Die Verwundung am Ban de Sapt in den Vogesen und der dreimalige Einsatz vor Verdun zwischen Fort Douaumont und Fort Vaux erbrachten die erschütterndsten Erlebnisse des ganzen Lebens.

1918 ging es vom Rückmarsch weg nach Freiburg. Dort wurde der unvergleichliche LUDWIG ASCHOFF zum wissenschaftlichen Lebensschicksal, wie es anschließend in der Chirurgie der unvergessene RUDOLF STICH geworden ist. In Göttingen wurde zugleich die junge Genetik unter ALFRED KÜHN und v. WETTSTEIN zur zweiten wissenschaftlichen Welt.

Die 10 Jahre Breslau ab 1933 glichen einer Gratwanderung. Auf der einen Seite drohte der Absturz in Abgründe des «Dritten Reiches», auf der anderen Seite beglückten das erste Ordinariat, das schöne Grenzland Schlesien samt seinen Gütern und Schlössern, seinen Gebirgen und Wäldern und eine herrliche Jagd den «Wanderer zwischen zwei Welten».

Nach Heidelberg – Januar 1943 – lockte die Nachfolgeschaft KIRSCHNERS und die neue Klinik. 1945 mußte letztere dreimal von der Beschlagnahme freigekämpft werden.

Mit Heidelberg komme ich zu meinem Dank an die Laudatores: Sie, Herr Finanzminister, haben mich hoch geehrt und mehr als ich es verdiene. Ich bin mir bewußt, Sie ehren das Geschaffene, geschaffen auf dem Territorium Ihres Landes und mit dessen nie erlahmender Hilfe.

Es ist noch nicht ein Jahr her, seit der Herr Ministerpräsident KIESINGER für das Deutsche Krebsforschungszentrum die Fortentwicklung von der Betriebsstufe I zum endgültigen Institut «ohne schuldhaftes Zögern» feierlich versprach.

Nun, als Finanzminister sind Sie ein Spezialist und ein Virtuose im ewigen Wechselspiel zwischen dem Nötigen und dem Möglichen. Daß das so nötige definitive Krebsforschungszentrum jetzt schon greifbar möglich geworden ist, das ist für mich das schönste Geschenk zum heutigen Tage.

Nun, der «Stern», «Das Große Verdienstkreuz mit Stern des Verdienstordens der Bundesrepublik Deutschland» kommt auf Vorschlag von Stuttgart aus Bonn. Daß Bund und Länder ein so großes Forschungsinstitut erstmals gemeinsam errichteten und gemeinsam betreiben, das ist das spezifisch Neue und beglückend Verheißungsvolle. Ich habe in Godesberg und Bonn nie ein «Nein» gehört und alle Hilfe modo chirurgico erfahren: cito, tuto et jucunde.

Sie, Herr Prorektor GALLAS, erinnerten an 1945. Wahrhaftig, es war eine turbulente Zeit. Das Zweigespann Rektor und Prorektor FRITZ ERNST hat die Verantwortung nie gesucht, sie aber freudig getragen, als der Ruf der Not an uns erging. Lange aufgestaute Energien wurden entfesselt, das Glück des Neuanfanges war groß.

Sie, Herr Oberbürgermeister WEBER, haben mich als Bürger Ihrer Stadt geehrt. Sie erinnerten jedoch nicht an mein Wirken als Stadtrat. So darf ich heute bezeugen, daß Sie mich aus einer ganz großen Verlegenheit erlösten: Am 15./16. Dezember 1963 waren wir unter dem Delegationsführer Ministerialdirektor Dr. STRALAU, der zu unserer großen Freude heute hier ist, in Paris – nebenbei auch bei General DE GAULLE – wegen eines «Internationalen Krebsforschungszentrums», natürlich in Frankreich. Bald ging es ums «financement». Da fiel mir die Aufgabe zu, die Heidelberger Pläne auf den Tisch zu legen als handgreifliche Begründung dafür, daß die Bundesrepublik wegen unseres deutschen Krebsforschungszentrums kein Geld für ein französisches hätte. Schon rief der französische Cancerologe LACASSAGNE: «en construction ou non?» Mit der reservatio mentalis, daß in Mailand das Stahlskelett für den Bau I vorfabriziert würde, antwortete ich: «en construction, oui!» 3 Tage nach Paris erhielt ich Ihre Baugenehmigung. Ich schmeichle mir, daß es der «Stadtrat» BAUER war, der die Pläne in der Rekordzeit von 18 Tagen genehmigt erhielt. 2 Monate später war «1. Spatenstich». Nochmals aufrichtigst und nun auch öffentlich Dank für Ihre Hilfe! Bleibt auch für mich als geborenen Bayer München die geliebteste Stadt, so hat mir Heidelberg doch am meisten gegeben.

Sie, hochverehrter Herr Ministerialdirigent Dr. AUTENRIETH, sind für das Krebsforschungszentrum der Mann der großen Wende und der Vollstrecker unserer Pläne, unser curator optimus, alles mit Folgerichtigkeit – wo angezeigt mit Diplomatie – und immer mit Herzensgüte vorwärtstreibend. Niemandem schulden wir so viel Dank wie Ihnen und Ihrem Herrn Regierungsdirektor RÖSINGER!

Dazwischen ein Dankeswort Ihnen, Herr BUTENANDT! Sie sind für uns der initiator primus und der protector intimus et maximus. Herzlichst Dank, daß Sie gekommen sind!

Sie, Herr MOTHES, sind für uns nicht nur der hochrangige Wissenschaftler, sondern als Präsident der «Leopoldina» zugleich ein Brückenbauer zwischen Ost und West, bald sind Sie, wo es angebracht ist, einerseits der Harfenist, sie schlagen aber auch die Pauke, wenn es nötig ist. Sie werden auf beiden Seiten gleich hoch verehrt. Was bezeugt dies für eine Autorität, für Charakterstärke und Weltklugheit!

Die Chirurgie war die Welt, in der ich volle 50 Jahre wirkte. Sicher werden die Chirurgen, die mich ehrten, gütige Nachsicht üben, wenn ich ihnen meinen Dank erst heute abend, dann aber ausführlicher, abstatte.

Sie, Herr FLASKAMP, repräsentieren den «Deutschen Zentralausschuß für Krebsbekämpfung und Krebsforschung» und die «Gesellschaft zur Bekämpfung der Krebskrankheiten Nordrhein-Westfalen». Aus der Ehrenmitgliedschaft beider Gesellschaften leite ich die Verpflichtung ab, für eine aktive Zusammenarbeit zwischen der Grundlagenforschung hier in Heidelberg und der Auswertung für den krebskranken Menschen im Aufgabenbereich der beiden Gesellschaften mitzuwirken.

Durch Herrn LINDERS Hand erhalte ich einen großen Blumenstrauß aus dem bunten Garten der Wissenschaft. Den über 80 Autoren herzlichsten Dank! Ich werde alle Arbeiten, um sie den Lesern nahezubringen, für meine beiden Hauptbücher gebührend auswerten.

Und nun zu Ihnen, Herr DOERR! Sie sind motor und promotor dieses Symposions. Jedermann kennt Sie als die personifizierte Verantwortungsfreudigkeit und Pflichterfüllung bis ins Letzte. Mehr noch charakterisiert Sie jedoch die Dynamik Ihres élan vital, denn dieser ist das Signum Ihrer Persönlichkeit. Mit mir danken Ihnen alle, die hier versammelt sind, für die Gestaltung der heutigen «Heidelberger Begegnung».

Die jungen Direktoren haben gezeigt, daß das «Heidelberger Krebsforschungszentrum» nicht nur existiert, sondern bereits funktioniert. Ich freue mich, daß unsere zahlreichen Gäste heute am ersten «Tag der offenen Tür» Gelegenheit haben, die 5 Institute auf Herz und Nieren zu prüfen.

Aus dem Ausland sind es Männer von Weltgeltung, die zu uns gekommen sind: STRONG aus San Diego in Californien, HUGGINS aus Chicago, RUSCH aus Madison, MÜHLBOCK aus Amsterdam, HENSCHEN aus Stockholm, CHIURGO aus Rom, GRABAR aus Paris, ŠULA aus Prag. Sie geben dem Tag Rang und Festlichkeit.

Krebs gibt es diesseits und jenseits der Zonengrenze. Wir sind beglückt, daß «von drüben» die Herren MOTHES aus Halle, v. ARDENNE und KIRSCH aus Dresden sowie GUMMEL und GRAFFI aus Berlin-Buch zu uns gekommen sind, um mit uns zusammen die Solidarität deutscher Wissenschaft zu bezeugen.

Der Verhandlungsbericht wird die erste Dokumentation der Gemeinschaftsarbeit mit internationalen Forschern ersten Ranges darstellen.

Schließlich ist die Leistung des Deutschen Krebsforschungszentrums der einzig effektive Dank an Bund und Länder, an Freunde und Stifter. A propos Stifter: Was war es für mich für eine Überraschung und große Freude zugleich, als ich vorgestern «zum 26. 9. 1965» von einem gütigen Stifter eine erneute hochherzige Spende von DM 250000 erhielt. Ihm auch von hier aus hierfür herzlichen, allerherzlichsten Dank!

Zum Schluß noch ein persönliches Wort: Eine meiner eindrucksvollsten Begegnungen in Heidelberg war (zusammen mit ALFRED WEBER) die mit dem Altkanzler ADENAUER. Würden Sie heute ADENAUER nach einem Wunsche fragen, gewiß würde er antworten: «75 sollte man sein!» Der Zukunft zu dienen ist des Menschen schönste Bestimmung!

B.

Wissenschaftliche Sitzung am Freitag, den 24. 9. 1965

Podium-Gespräch über moderne Krebsbehandlung, insbesondere die sogenannte Kombinationstherapie

Moderator: F. Linder

Biologische Stabilität oder Instabilität bei der Krebsentstehung*

Von

L. C. Strong

Vor dieser erlauchten Zuhörerschaft kann ich nicht auftreten, ohne erst meinem alten Freunde K. H. Bauer meine Hochachtung zum Ausdruck gebracht zu haben. (Es folgt eine Schilderung der ersten Begegnung, als Strong im Jahre 1948 vor Mitgliedern der Fakultät und vor der Klinikerschaft im überfüllten Hörsaal einen Vortrag über seine Forschungen hielt).

Ich möchte Ihnen heute einen *Überblick über die Forschungen der letzten Jahre* geben. Über die *biologische Stabilität und Instabilität* bei der Entstehung des Krebses hat man sich schon lange Gedanken gemacht. Je länger ich mich mit der Krebsforschung befasse, desto mehr bin ich davon überzeugt, daß die Beantwortung dieser Frage zur Lösung dieses schwierigen und umfangreichen Problems führen könnte.

Die nach bestimmten Merkmalen gezüchteten *Inzucht-Mäusestämme* wurden für zwei verschiedene Experimente benutzt. Erstens stellte man fest, daß man Inzucht-Mäusestämme auf vielen Gebieten der experimentellen Krebsforschung wie Endokrinologie, Toxikologie, chemische Carcinogenese, Virologie usw. verwenden kann. Zweitens boten die Inzucht-Mäusestämme eine gute Gelegenheit, die Unterschiede zwischen biologischen Zuständen festzustellen, vor allem um die *Krebsempfänglichkeit* bzw. die *Resistenz* zu bestimmen. Es wurde gefunden, daß Mäuse verschiedener Inzuchtstämme sich beträchtlich voneinander unterscheiden hinsichtlich ihrer Fähigkeiten, die Entstehung spontaner Tumoren, vor allem der Brustdrüse, zu begünstigen oder nicht zu begünstigen, und die Häufigkeit von Lungentumoren, Hepatomen, lymphatischen und myeloischen Leukämien zu steigern.

Vor vielen Jahren versuchte der Vortragende, Unterschiede in den biologischen Merkmalen von Mäusen, die sich in der Krebsempfänglichkeit und Krebsresistenz unterscheiden, zu bestimmen. Vielversprechend

---

* Übersetzung durch Frl. Margaret Kienle (früher Mitarbeiterin von L. C. Strong), Ergänzungen durch K. H. Bauer.

waren die *Trichloressigsäurefällungen* im Blut von Mäusen. Diese Methode wurde später zur Standardmethode für Hämoglobin-Bestimmungen weiterentwickelt. Weiterhin wurde gefunden, daß krebsresistente Mäuse gegenüber *Salicylaldehyd* toleranter sind als krebsempfängliche, und zwar unabhängig von Körpergewicht und Alter. Den toxischen Effekt von *Tetrachlorkohlenstoff* auf krebsempfängliche Mäuse zeigte folgende nicht veröffentlichte Beobachtung: Zu jener Zeit befanden sich alle krebsempfänglichen Mäuse, bevor sie in alle Welt verschickt wurden, in einem einzigen Laboratorium. Während der Reinigung einer Klimaanlage mit Tetrachlorkohlenstoff wurden in diesem Laboratorium innerhalb von 36 Stunden mehr als 2000 Mäuse getötet. Dabei starb eine ganz erheblich höhere Rate krebsempfänglicher als krebsresistenter Mäuse.

Besonders wichtig erscheint die Beobachtung, daß *Störungen zwischen dem 201.–300. Lebenstag* sich anders auswirken, je nachdem, ob es sich um krebsempfängliche oder um krebsresistente Mäuse handelt. Etwa um den 200. Lebenstag (dem Tag, an dem die Mäuse für einen Spontantumor empfänglich werden) finden sich in biologischer Hinsicht erhebliche Unterschiede. Auch über den *Einfluß des Alters der Mütter* auf die biologische Stabilität oder Instabilität ist gearbeitet worden. Die Ergebnisse wurden anderweitig diskutiert.

Eine 1925 vorgelegte Doktorarbeit behandelt die *Frage der Tumorempfänglichkeit oder -resistenz*. Da damals noch keine Inzuchtstämme von Mäusen vorhanden waren, transplantierten wir Tumoren auf Wildstämme von Mäusen. Es kann angenommen werden, daß entsprechend den Fortpflanzungsbedingungen bei Wildmäusen ein gewisser Grad von Inzucht und damit von biologischer Uniformität vorhanden ist.

Bei Verwendung nichtempfänglicher Rassen nimmt die Empfänglichkeit gegen transplantables Tumorgewebe bis zum Eintritt der Geschlechtsreife ab; während der sexuellen Reife kann man mit einem konstanten Niveau von Gewebsaktivität rechnen. Das interessanteste Ergebnis unserer Versuche ist die *Zunahme der Empfänglichkeit* nichtempfindlicher Rassen gegen transplantable Geschwülste *mit dem Alter*. Daraus kann geschlossen werden, daß Tiere in der Zeit der Reife ihre hervorstechendsten Merkmale manifestieren.

Die Empfänglichkeitskurve legte die Möglichkeit nahe, die Faktoren, welche mit der Gewebsspezifität in Zusammenhang stehen, genauer zu analysieren, indem man die Gonaden von Individuen verschiedener Altersgruppen entfernte, bevor man transplantables Tumorgewebe überpflanzte. Daß *alte gonadektomierte Individuen* überhaupt keine Reaktionen auf die Transplantation zeigten, findet seine Erklärung in der verminderten physiologischen Aktivität alter Tiere, zum Teil auch in ihrer genetischen Konstitution, welche sie mit allen erwachsenen Tieren der gleichen Rasse gemeinsam besitzen.

Ein möglicher Schlüssel für den Status der Empfänglichkeit bzw. Resistenz ist der 1936 entdeckte *Trichloressigsäurefällungstest*. In unseren Arbeiten über Trichloressigsäurefällungen wurde festgestellt, daß sich die

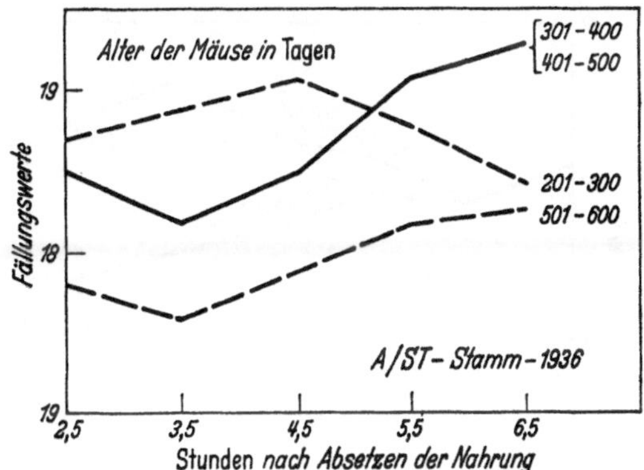

Abb. 1. Werte der Trichloressigsäure-Fällungen aus dem Blut von A/ST-Mäusen. Auf der Vertikalen die Fällungswerte, auf der Horizontalen die Stunden seit der letzten Fütterung.

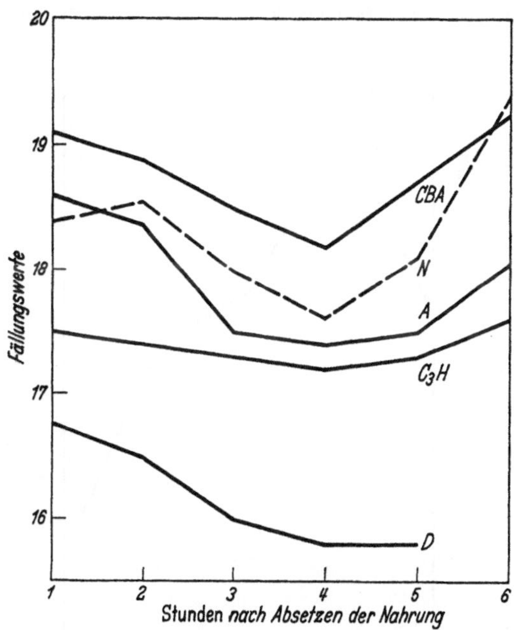

Abb 2. Werte der Trichloressigsäure-Fällungen aus dem Blut von verschiedenen Mäuse-Inzuchtstämmen (sonst wie Abb. 1).

Mäuse zwischen 201 und 300 Lebenstagen in ihrem Kurventyp der endgültigen Fällungsreaktion sowohl von den 101 –200, als auch den 301 bis 600 Tage alten Mäusen unterscheiden (Abb. 1). Vergleichende Analysen von Fällungen zeigten eine mögliche Korrelation zwischen Mäusen, die einen verschiedenen Grad von Empfänglichkeit für Spontantumoren zeigten (Abb. 2 u. 3).

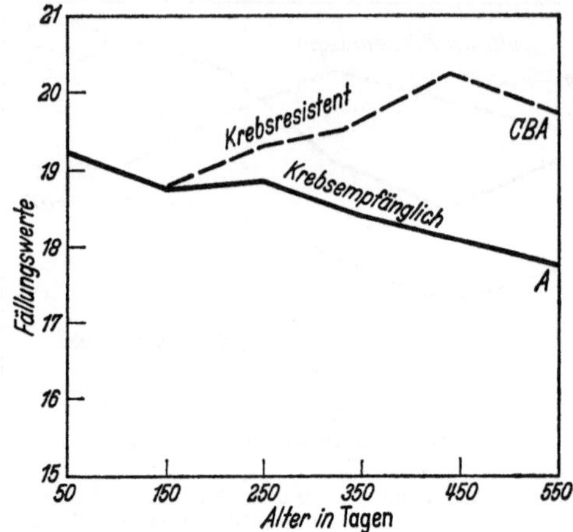

Abb. 3. Fällungswerte und Alter (in Tagen) bei krebsresistenten (CBA/ST)- und bei krebsempfänglichen (A/ST)-Mäusen.

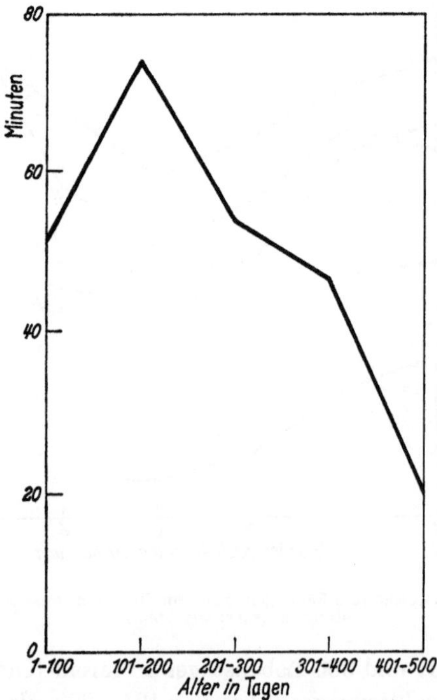

Abb. 4. Zahl der Minuten bis zur Tötung einer Maus durch Salicylaldehyd (Standardbetrag).

Später wurde der toxikologische Effekt von *Salicylaldehyd* auf Mäuse verschiedenen Alters und auf Mäuse verschiedener Inzuchtstämme untersucht. Aus den Versuchen kann gefolgert werden, daß die Toleranz einer männlichen Maus dem Hämoglobinwert direkt proportional ist. Der Höchstwert liegt zwischen dem 191. und 200. Lebenstag. Nach dieser Periode nimmt die Toleranz wieder ab (Abb. 4).

Eine andere Folgerung ging dahin, daß die C_3H/St-, A/St- und JK/St-Stämme nach folgenden Gesichtspunkten klassifiziert werden können

a) Toleranz der Männchen gegenüber Salicylaldehyd

b) Veränderung des Hämoglobins in der Zeiteinheit (Abb. 5)

c) Tendenz weiblicher Zuchtmäuse, Spontantumoren der Brustdrüse zu bekommen.

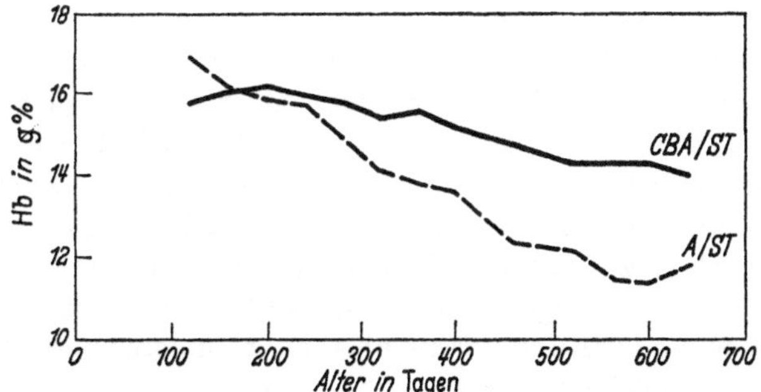

Abb. 5. Hämoglobin-Werte bei CBA/ST- und bei A/ST-Mäusen.

Eine letzte Schlußfolgerung aus diesen früheren Arbeiten bestand darin, daß krebsempfängliche bzw. krebsresistente Mäusestämme in ihren physiologischen Reaktionen sehr ähnlich sind, daß sie aber dazu neigen, sich irgendwann zwischen dem 150. und 250. Tage – also in der Zeit, in der sie sich dem Krebsalter nähern – zu unterscheiden.

Kürzlich wurde endlich klar, daß die biologische Variabilität hinsichtlich mehrerer Merkmale, so z. B. bezüglich Alter bei den ersten Würfen (gemessen an der Wurfhäufigkeit), hinsichtlich Fruchtbarkeit usw., durch die Inzucht reduziert wird, so wie man es nach den Gesetzen der Inzucht erwarten darf.

Die *Stabilisierungsrate* ist in mehreren voneinander unabhängigen Nachkommenschaften weder gleichförmig noch zufällig. Sie scheint vom mütterlichen Alter abhängig zu sein. Ein Teil dieser Divergenz in den Unterlinien ist ohne Zweifel durch mendelnde Auslese verursacht. Wie die Rate der Stabilisierung kontrolliert wird, kann nur gemutmaßt werden. So ist z. B. nach 54 Generationen Bruder/Schwesterehen, und zwar bei einem mütterlichen Alter von weniger als 100 Tagen, das Alter der ersten Würfe noch nicht völlig stabilisiert, obgleich die Variabilität speziell nach 62 Generationen etwas reduziert war.

Bis auf eine hatten all die verschiedenen nach mütterlichen Altersklassen ausgewählten *Unterlinien* ihre Fortpflanzungsfähigkeit verloren. Die *Fortpflanzungsfähigkeit* dieser einen Linie wurde an der Gesamtzahl der Nachkommen, die ein Pärchen von der Geschlechtsreife bis zum Tod hervorgebracht hat, gemessen. Die Zahl der weniger als 100 Tage alten fruchtbaren Weibchen nahm zwischen F_1 und F_5 und zwischen F_{21} und F_{25} von 76,5 auf 40,5 ab; in den Altersklassen von 101 – 200 dagegen nur von 66,0 auf 47,2. Zwischen F_1 und F_5 und F_{16} und F_{26} betrug die Abnahme bei der Altersklasse von 300 – 400 Tage 8,7 Mäuse (65,5 zu 56,8). Es liegen von diesen ebengenannten Mäusen noch keine $F_{21}-F_{25}$ Inzuchtgenerationen vor. Im Gegensatz hierzu hat in der mütterlichen Altersklasse zwischen 201 und 300 Tage bei F_1-F_5 und $F_{21}-F_{25}$ die Fruchtbarkeit auf 60,8 zugenommen.

Tatsächlich ist die Nachkommenschaft von Eltern der mütterlichen Altersklasse von 201 – 300 Tage gleichförmiger als die Nachkommenschaft von sehr frühen oder sehr späten mütterlichen Altersklassen, vorausgesetzt natürlich, daß die Daten von verschiedenen Nachkommenschaften auf derselben Stufe von Inzucht miteinander verglichen werden. Es kommt noch hinzu, daß die Mäuse, die nach der mütterlichen Altersklasse von 201 – 300 Tagen ausgelesen worden sind, länger frei von Tumoren leben, und daß dann, wenn überhaupt Tumoren auftreten, diese sich weniger zahlreich entwickeln.

So muß die Behauptung aufrecht erhalten werden, daß die ***biologische Stabilität oder Instabilität*** mit der ***Krebsentstehung*** etwas zu tun hat, da eben Krebs in einer Nachkommenschaft mit großer biologischer Stabilität weniger häufig auftritt, wie durch die Analyse von verschiedenen biologischen Merkmalen gezeigt wurde.

In diesen Versuchsreihen trat die *Polydaktylie* (1st1st) mit einer Penetranz von 80 – 100% auf. Da dieses Gen einige pleomorphe Wirkungen zeigt, nahmen wir an, daß es auch Einfluß auf die biologische Stabilität oder Instabilität haben könnte. Es wurden daher mehrere Versuche unternommen, einen hochgradig homozygoten Inzuchtstamm von diesem Gen freizubekommen. Hierbei nahm die Lebenskraft ab, das heißt, es kam zu kleineren Würfen, teilweise in höherem Alter als bei den Ausgangsstämmen (Abb. 6). Hier sind die ursprünglichen Eigenschaften und die von Polydaktylie freien Unterlinien auf der gleichen Inzuchtstufe, in einem Falle bei F_{25}, in einem anderen Fall bei F_{45}.

Zum Beispiel war die *Poly-6-Nachkommenschaft*, abstammend vom Poly-1-Stamm (Nachkommenschaft bei frühem mütterlichem Alter) durch einen fast vollständigen Verlust der Polydaktylie ausgezeichnet (82,9% zu 1,2% Penetranz).

Zwischen F_{35} und F_{38} entwickelten Mäuse vom Poly-6-Stamm 8,9% Spontantumoren der Brustdrüsen im Alter von 700 ± 20,3 Tagen. Im Gegensatz dazu entwickelte der Poly-1-Stamm 53,2% Tumoren von

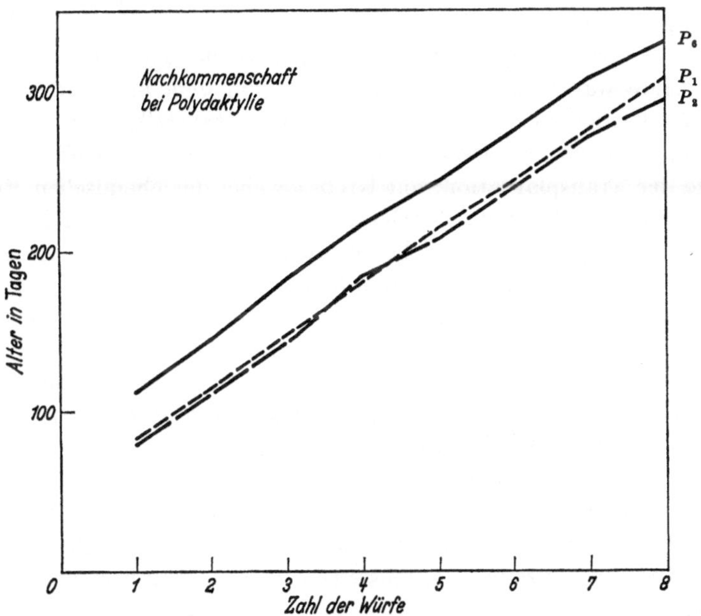

Abb. 6. Vergleichszahlen vom ersten und den nachfolgenden Würfen bei Poly-1-Mäusen (mit hoher Penetranz von Polydaktylie), Poly-2-Mäusen (mit mittlerer Penetranz von Polydaktylie) und Poly-6-Mäusen (extrem niedriger Penetranz von Polydaktylie).

derselben Gewebsbeschaffenheit in einem mittleren Alter von 604 ± 8,5 Tagen. Tumorfreie Mäuse vom Poly-6-Stamm leben im Durchschnitt 632,4 Tage, während Poly-1-Mäuse mit ihrer hohen Penetranz von Polydaktylie im Mittel 513,6 Tage lebten.

So scheint es, daß es *zwei Einflußfaktoren* auf die biologische *Stabilität oder Instabilität* in bezug auf die *Krebsentstehung* gibt: Das *mütterliche Alter* und die *Polydaktylie.* Nur ist bis jetzt noch nicht klar, wie diese Einflüsse durch das genetische Phänomen der Heterozygotie und Homozygotie funktionieren.

Zum Schluß möchte ich Ihre Aufmerksamkeit kurz auf die *große Ähnlichkeit der Vorstellungen über den Krebs*, wie sie von Zeit zu Zeit von K. H. Bauer und dem Vortragenden entwickelt wurden, lenken.

Diese Ähnlichkeit ist sehr überraschend, wenn man die großen *Unterschiede in der Ausbildung* in Betracht zieht. Bauer ist ein hervorragender Chirurg und ein Organisator par excellence; der Vortragende ist immer ein „Mäusedoktor" gewesen. Trotzdem steht die große Ähnlichkeit außer Zweifel, und zwar hinsichtlich der gleichen gemeinsamen

Konzeptionen in der Genetik, wenn sie auch aus ganz verschiedenen Erfahrungen herrühren.

BAUER konnte *keine Beweise für* die Rolle der *Vererbung in der Ätiologie des menschlichen Krebses* entdecken und zog seine Schlußfolgerungen aus der Zellphysiologie, Embryologie, Radiologie[1] und anderen Beobachtungen der biologischen Grundlagenforschung. Der Vortragende war früh schon beeindruckt von dem außerordentlichen *Effekt der Erblichkeit* durch die Vorgänge der *Inzucht* bei der Stabilisierung von biologischen Merkmalen. Er sah in ihr eine Waffe, um die Gesetze der Transplantation von Krebsgewebe, der chemischen Erzeugung von Geschwülsten und der Gesetze bei der Entstehung von Spontantumoren bei Versuchstieren sicherzustellen. Diese Studien stellten sich alle als genetisch heraus. Wenn man den Mendelismus anwendet auf die Krebsempfänglichkeit und Krebsresistenz, so deutet der Finger der Wissenschaft auf die Gene oder auf den Genmechanismus in der Krebszelle, sowohl was die Physiologie, als auch, was die Morphologie anbetrifft. Und dies noch, bevor die DNA mit all ihren gegenwärtigen Auswirkungen entdeckt worden war.

So wurde die *Vorstellung von der somatischen Mutation* zum Teil aus der experimentellen Beweisführung und zum Teil aus klinischen Erfahrungen entwickelt. Die früheren Konzepte von BOVERI, DE VRIES, MURRAY, TYZZER u. a. müssen in getreuer Erinnerung behalten werden.

Aber die Ähnlichkeit zwischen BAUER und dem Vortragenden endigt nicht mit einer gemeinsamen Theorie der somatischen Mutation. Noch ein anderer Gedanke wurde zwischen uns geteilt, d. i. der *Gedanke von der biologischen Stabilität und Instabilität*, so wie ich ihn heute kurz aufgezeigt habe.

BAUER äußerte seine Ansicht damals (1928) darin, daß „mutierte Erbfaktoren für die Zelldifferenzierung die letzten stofflichen Träger für die Geschwulsteigenschaften darstellen, und daß die entsprechende somatische Mutation (also Erbänderung im Zellerbgut von Körperzellen) denjenigen biologischen Prozeß darstellt, der die Körperzellen in den Stand setzt, als eine ‚neue Zellrasse' zu fungieren, eine neue Zellrasse, die sich genetisch von ihren Mutterzellen unterscheidet und sich nicht mehr länger an die bestehende Ordnung hält, sondern in egoistischer und damit zerstörerischer Form wächst und wuchert."

---

[1] *Anmerkung* bei der Übersetzung (K. H. B.): Ausgangspunkt für die „Mutationstheorie der Geschwulstentstehung" (1928) war die MULLERsche Entdeckung der experimentellen Erzeugbarkeit von Mutationen in Keimzellen durch Röntgenstrahlen, der gleichen Röntgenstrahlen, die in Körperzellen Krebs erzeugen. Es wurde daraus geschlossen, „daß mutierte Gene (in Körperzellen) als die letzten stofflichen Träger der Geschwulsteigenschaften anzusehen sind" (K. H. B. 1928).

Ein anderes Mal heißt es bei BAUER: „In der Sprache der Physiker ist dieser Vorgang (der somatischen Mutation) ein Prozeß, welcher nach den Gesetzen des Zufalls entweder eintritt oder nicht eintritt, je nachdem, ob der betreffende gleichartige Einfluß einen instabilen Prozeß im Gegensatz zu einem stabilen Prozeß hervorruft. *Solche instabilen Prozesse gehorchen* im Gegensatz zu den stabilen Prozessen nicht dem einfachen Gesetz von Ursache und Wirkung, sondern *nur statistischen Gesetzen*, d. h. Gesetzen, die immer nur mit einer gewissen Wahrscheinlichkeit auftreten."

1926 veröffentlichte STRONG eine Arbeit „Über das Vorkommen von Mutationen in transplantierten Neoplasmen" und kam zu der Schlußfolgerung, „daß die Tumormasse von der genetischen Konstitution des Wirtes, aus dem die Geschwulst entstanden war, abhängen könnte". Schließlich hat STRONG im Anschluß an weitere Experimente und Beobachtungen 1957 über das „Vorkommen von verschiedenen Typen von Carcinomen" berichtet, die im Körper von Säugetieren entstehen und zumindest ein Merkmal gemeinsam haben müßten. Danach entstünde Krebs dadurch, daß der *Organismus* die *Kontrolle über einen ganz bestimmten Teil verloren* habe.

Vielleicht wird während des Alterungsprozesses der Mechanismus, der das Individuum im Gleichgewicht hält, gestört. Als Folge dieses Verlustes an Kontrolle aller Teile wäre Krebs fähig geworden, zu entstehen und sich auf Kosten des übrigen Körpers zu entwickeln.

Eine der Kritiken an der somatischen Mutationstheorie der Krebsentstehung geht dahin, daß die Idee nur von akademischem Interesse sei, da dann, wenn dieser Prozeß wahr wäre, nichts für die Kontrolle und die Behandlung des Krebses getan werden könnte. Ich möchte jedoch zum Schluß betonen, daß Prof. BAUER und der Vortragende voll davon überzeugt sind, daß die *rationelle Kontrolle* und *Behandlung des Krebses* sich vielleicht *auf den wahren Mechanismus seiner Entstehung stützen* könnten. Die Zeit wird es zeigen.

Literatur

[*1*] BAUER, K. H.: Die Mutationstheorie der Geschwulstentstehung, Berlin: Springer-Verlag 1928.

[*2*] — Das Krebsproblem. Berlin-Göttingen-Heidelberg: Springer-Verlag 1963.

[*3*] FRANCIS, L. D. and L. C. STRONG: Hemoglobin Studies of the Blood of Female Mice of the CBA Strain; Effects of Age, Diet, Strain and Reproduction. Amer. J. Physiol. **124**, 511 (1938).

[*4*] JOHNSON, F. N. and L. C. STRONG: Inbreeding, Spontaneous Lung Tumors, and Maternal Age Selection (in press).

[*5*] STRONG, L. C.: A Genetic Analysis of the Factors Underlying Susceptibility to Transplantable Tumors. J. exp. Zool. **36**, 67 (1922).

[*6*] — On the Occurrence of Mutations within Transplantable Neoplasms. Genetics **11**, 294 (1926).

[7] STRONG, L. C.: Hemoglobin Levels in Various Degrees of Susceptibility to Spontaneous Tumors. Amer. J. Cancer **27**, 500 (1936).
[8] – Latent Period in Growth of Spontaneous Mammary Carcinoma in Female Mice of the A Strain. Arch. Path. **26**, 814 (1938).
[9] – Chemical Studies on the Nature of Susceptibility to Spontaneous Carcinoma of the Mammary Gland in Mice. Yale J. Biol. Med. **12**, 255 (1940).
[10] – Biological Equilibrium and the Origin of Cancer. Science **125**, 595 (1957).
[11] – and L. D. FRANCIS: The Blood of Female Mice (Breeders) of Cancer Susceptile (A) and Cancer Resistant (CBA) Strains. Arch. Path. **23**, 202 (1937).
[12] – and F. N. JOHNSON: Oncology and Gerontology — Genetic Implications; In L. SEVERI (Editor): The Morphological Precursors of Cancer. Perugia 1962.
[13] –, F. N. JOHNSON, and A. A. RIMM: The Effects of Fifty-four Generations of Inbreeding on Age of First Litters. J. Geront. **20**, 405 (1965).
[14] – and T. H. WERNER: Precipitation Tests in Mice. I. Cancer. II. Comparative Study of Cancer Susceptible and Immune Mice. Amer. J. Cancer **26**, 767 (1936).
[15] – and T. H. WERNER: Precipitation Tests in Mice III. A Disturbance Between Two Hundred and Three Hundred Days of Live. IV. Determination on Mice Belonging to an Immune-to-cancer Stock CBA. Amer. J. Cancer **27**, 115 (1936).

Über die Anfänge einer zusätzlichen Krebstherapie

Von

K. H. Bauer

Meine Damen und Herren! Wie sollte es anders sein, als daß ich den heutigen Tag und das heutige Verhandlungsthema „Zusätzliche Krebstherapie" zum Anlaß nehme, um zugleich über das wissenschaftlich beglückendste Ereignis meines beruflichen Lebens zu berichten!

Lassen Sie mich in diesem altvertrauten Hörsaal zugleich so sprechen, als ob ich „Kolleg" für Mitarbeiter und Studenten hielte! Das bedeutet zugleich, daß ich – hoffentlich brauche ich sie nicht – nur ein paar Stichworte vor mich hinlege und im übrigen so spreche, wie es mir der Augenblick eingibt.

Die Sache mit einer zu der Operation und zur Strahlenbehandlung der Geschwülste evtl. noch hinzukommenden *Chemotherapie des Krebses* fing für mich folgendermaßen an: Ich saß an einem schönen Herbsttag 1927 im Zuge von Würzburg nach Göttingen – allein im Abteil – und las eifrig in dem Buch von Max Borst „Allgemeine Pathologie der malignen Geschwülste" (1924). Nur nebenbei: Dieses damals jüngste Buch des Altmeisters der Krebspathologie ist auch heute noch eine Fundgrube brillanter Beobachtungen und exakter Befunde.

Ich war einfach fasziniert von der Vielseitigkeit des Stoffes, von der Fülle der Tumorformen, ihrer Herkunft von praktisch allen Geweben und Organen, ihren Klassen und Unterklassen, allen ihren Gradabstufungen, der Buntheit der histologischen Bilder, kurzum, von der über den ganzen Organismus hin sich erstreckenden großen Variabilität des Krebsgeschehens.

Auf der anderen Seite stand der großen Vielseitigkeit der Formen und Phänomene die schlichte Tatsache gegenüber, daß doch allen Geschwülsten etwas *Einheitlich-gemeinsames* zukommt. Entweder ist eben etwas Krebs oder es ist kein Krebs. Wohl gibt es einmal zu Beginn der Krankheit Zweifel, aber im weiteren Verlauf ist Krebs eben immer etwas, was mit nichts anderem verwechselbar und etwas streng Spezifisches ist. Biologisch ist Krebs eine Krankheit sui generis.

Oder anders ausgedrückt: Was ist denn nun der Generalnenner, auf den schließlich alle Geschwülste gebracht werden können? Was für ein

Elementarvorgang liegt der *Genesis des Krebses* zugrunde? Wohl ist das autonome Wachstum ein sinnfälliges Attribut allen Krebsgeschehens. Aber woher kommt diese Autonomie des Wachstums? Was passiert denn in der Zelle in dem Augenblick, in dem sie maligne degeneriert, d. h. zur Krebszelle wird?

Nun, ein junger Mann muß eben Glück haben. In Göttingen hatte ich das große Glück, daß ich, von LUDWIG ASCHOFF kommend, einerseits nicht nur ein frisches wissenschaftliches Ergebnis, sondern auch eine brennende Frage im Herzen mitbrachte. Bei ASCHOFF hatte ich herausgefunden, daß die *Osteogenesis imperfecta* nicht nur eine Knochensystemkrankheit mit einer universellen Knochenbrüchigkeit darstellt, sondern daß ihr morphologisch ein Defekt in der Grundsubstanzbildung eben nicht nur des Knochensystems, sondern aller Derivate des Mesenchyms (also auch des Knorpels, aller Sorten von Bindegewebe, des Dentins etc.) zukommt. Es handelt sich also um eine sehr universelle polysystematisierte Krankheit und diese „Osteogenesis imperfecta" ist eben *erblich*.

Auf meine Frage, wieso denn ein einziger Erbfaktor solch universelle Störungen zustande bringen könnte, dergestalt, daß eine ganze Reihe bestimmter morphologisch zusammengehöriger Gewebe in gleicher Weise krankhaft verändert sind, auf die Frage, wie es denn die Vererbung „macht", wie sie so etwas zu Wege bringt, konnte ich in Freiburg eine Antwort nicht erhalten. In Göttingen dagegen hatte die noch junge Genetik bei dem Zoologen Alfred KÜHN und bei dem jungen Botaniker v. WETTSTEIN nicht nur eine glänzende Forschungs-, sondern zugleich auch eine hervorragende Lehrstätte gefunden. Die Vorlesung von KÜHN über Vererbungsbiologie – nebenbei die beste, die ich je in meinem Leben hörte – ließ mir alsbald das Licht der Erleuchtung aufgehen: Der Osteogenesis imperfecta liegt eine *Mutation*, eine Erbänderung eines ganz bestimmten, alle mesenchymalen Gewebe zugleich determinierenden Erbfaktors zugrunde.

Schon meine Antrittsvorlesung handelte vom Thema „Erbkonstitutionelle ‚Systemerkrankungen' und Mesenchym" (1923). An nunmehr bereits 8 einschlägigen Beispielen von Erbkrankheiten im Bereich der Stützgewebe konnte ich die erstaunte Fakultät in die Welt der Chromosomen, der Gene und der Mutationen einführen. Alles kreiste um den biologischen Begriff der Mutation, jenes Geschehens also, welches in der Lage ist, einen Erbfaktor nunmehr für dauernd so umzuwandeln, daß alle davon abhängigen Gewebe in spezifischer Weise verändert sind und diese Vererbung auf alle von ihr abstammenden weiteren Zellen und Geweben übertragen.

Bezüglich der *Mutationsauslösung* allerdings tappte man noch völlig im Dunkeln. RICHARD GOLDSCHMIDT schloß sein Referat auf dem 1. Internationalen Genetikerkongreß in Wien 1922 mit den Worten: „Über die Ursachen der Mutation wissen wir nichts – rein garnichts".

Das aber gerade war grundlegend anders geworden, als MULLER-Texas 1927 seine Arbeit über die künstlichen Änderungen von Genen veröffentlichte. Mit Hilfe der *Röntgenbestrahlung* von Keimzellen war es ihm gelungen, die *Mutationsquote auf das 150fache* zu steigern.

Dieser junge Wissensbesitz war es, der in mir auf jener Fahrt von Würzburg nach Göttingen den Gedanken aufblitzen ließ: Röntgenstrahlen erzeugen in Keimzellen Mutationen; Röntgenstrahlen erzeugen in Körperzellen Krebs. Liegt nicht der Krebserzeugung in Körperzellen der gleiche biologische Vorgang zugrunde wie in den Keimzellen?

Der Gedanke war sofort faszinierend: Die Plötzlichkeit der Krebsentstehung, die weitere Vererbung der mutativen Veränderungen auf die Zellnachkommen, die Irreversibilität des Vorganges, alles war nicht bloß plausibel, sondern denknotwendig geworden.

Mir war plötzlich, als fielen die Schuppen mir von den Augen und es war mir zu Mute, wie ich glaube, daß es einem Komponisten zu Mute ist, wenn in seinem inneren Ohr unvermittelt eine neue Melodie oder gar das Grundmotiv für eine ganze Symphonie erklingt.

So entstand alsbald, in einem Vierteljahr niedergeschrieben, die „*Mutationstheorie der Geschwulst-Entstehung*" mit dem Untertitel „Übergang von Körperzellen in Geschwulstzellen durch Gen-Änderung".

Die kleine Schrift gipfelt in dem Satz: „Nicht die ,Vererbung des Krebses' ist also das Geschwulstproblem der Vererbungstheorie und Biologie, sondern die *Frage nach dem letzten stofflichen Substrat* der spezifischen Geschwulsteigenschaften und nach dem biologischen *Vorgang* bei der Neuentstehung jener Eigenschaften auf dem Wege über die *Mutation von Genen somatischer Zellen.*"

Nun gibt es natürlich keine neue Idee, die nicht auch ihre Vorläufer hätte und keine Idee, die nicht auch zu gleicher Zeit unter anderen Voraussetzungen an einer anderen Stelle der Welt entwickelt worden wäre. Sie haben von Herrn STRONG aus San Diego in Californien gehört, auf welch völlig andere Weise und auf welch anderen Wegen er zu der gleichen Schlußfolgerung gekommen ist.

Natürlich verlangt es das heutige Thema und die zeitliche Rücksichtnahme, daß ich auf die zahlreichen Beweismittel für die Richtigkeit dieser Lehre von der *Mutation somatischer Zellen als Uranfang des Krebsgeschehens* verzichte. Stichwortartig sei darauf hingewiesen, daß es sicher mutationsbedingte, gutartige, systematisierte Geschwulsterkrankungen beim Menschen gibt, wie z. B. die multiplen Exostosen, die Recklinghausensche Neurofibromatose, aber auch bösartige Geschwulstformen, wie die multiplen Hautcarcinome beim Xeroderma pigmentosum, die Darmcarcinome auf der Basis der Polyposis intestini und die Glioblastome der Retina oftmals beider Augen. Am bestechendsten sind natürlich die Beweise, die sich aus der Parallelität zwischen mutagener und carcinogener Wirkung vieler chemischer Stoffe und aus der völligen Parallelität mutationsauslösender und krebserzeugender Strahlungen ableiten.

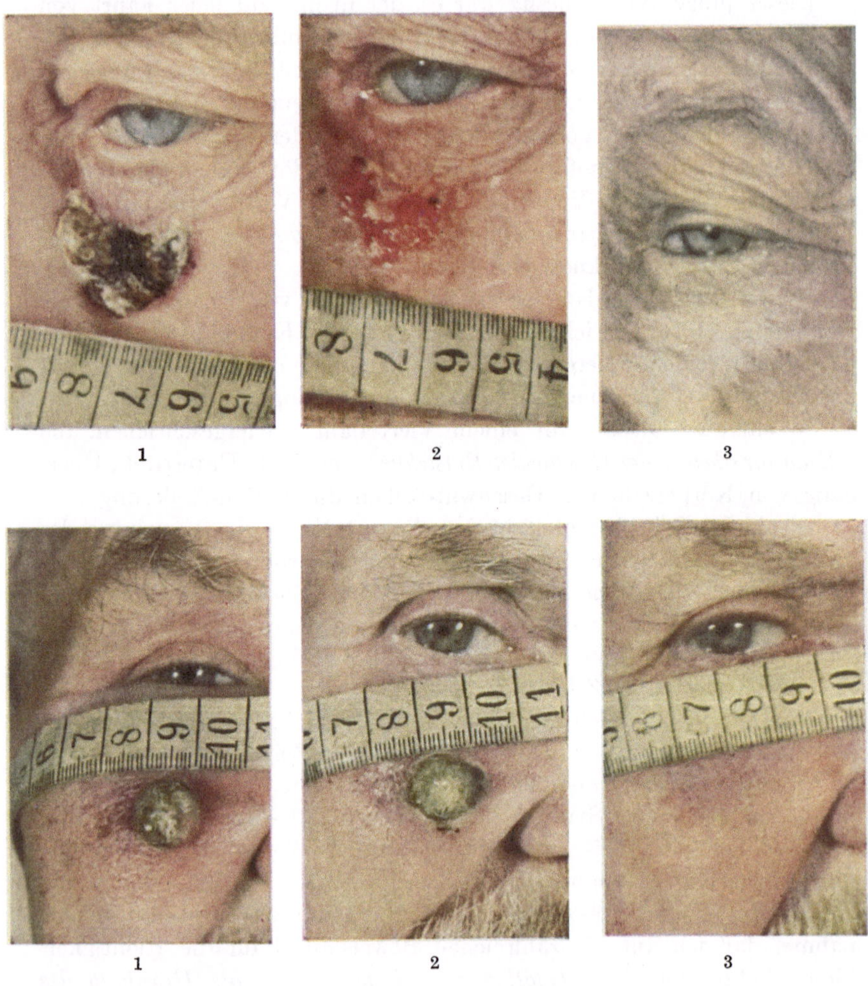

Abb. 1. Gesichtscarcinome behandelt mit Benzpyren (Eig. Beobachtung) Oben: Fall F. J. 60 J. alt, 1. Bild vom 7. 10. 34, 2. Bild vom 15. 12. 34, 3. Bild vom 13. 8. 36. Unten: Fall W. P. 70 J. alt, 1. Bild vom 19. 10. 34, 2. Bild vom 17. 11. 34, 3. Bild vom 19. 1. 35.

Nun nützt eine neue Idee nichts, wenn sie nicht auch zu neuen praktischen Fragestellungen Anlaß gibt. Und damit komme ich wieder zum eigentlichen Thema des heutigen Tages zurück.

Ich sagte mir weiter:
Röntgenstrahlen erzeugen nicht nur Mutationen in Keimzellen,
Röntgenstrahlen erzeugen nicht nur Krebs in Körperzellen,
Röntgenstrahlen heilen auch Krebs, wenn sie auf Krebszellen appliziert werden.

Wie wäre es nun, so fragte ich mich, wenn man in Analogie dazu *auf Krebszellen* anstelle des physikalischen Carcinogens „Röntgen" *das chemische Carcinogen Benzpyren* einwirken ließe. Wenn schon Benzpyren biologisch so aggressiv ist, daß es Körperzellen zu Krebszellen zu machen vermag, so muß auch mit Krebszellen irgend etwas passieren, wenn das krebserzeugende Agens mit Krebszellen selbst in Kontakt und in Reaktion gebracht wird.

Das gegebene Objekt dafür schienen mir *Hautcarcinome* zu sein. Sie sind einerseits der ständigen Beobachtung zugänglich, alle Veränderungen können genau verfolgt und registriert werden, insbesondere kann jederzeit mit der Excision im Gesunden eingegriffen werden. Zudem lassen sich die normalen Körpergewebe der Umgebung exakt abdecken.

Natürlich hatte ich als Kliniker Hemmung, einem bis auf ein Haut-Ca. sonst gesunden Menschen ein Carcinogen zu applizieren. Aber es handelte sich ja nur um eine *Auf*-bringung auf *Krebs*-gewebe und *nicht* um eine *Ein*-bringung in die *Körper*-gewebe selbst.

So habe ich denn nach der Analogie „*Röntgen erzeugt Mutationen, Röntgen erzeugt Krebs, Röntgen heilt Krebs*", als Modellversuch das stark carcinogene *Benzpyren*, das zugleich als mutagen erwiesen ist, erstmals am 4. 7. 1934 an einem oberflächlichen Gesichtskrebs darauf getestet, was es denn vollbringt, wenn man den für Körperzellen somatischmutagen und zugleich krebserzeugenden Stoff Benzpyren isoliert auf spontan entstandenes Krebsgewebe einwirken läßt.

Wie ich erstmals auf dem Chirurgen-Kongreß 1937 demonstrieren konnte, wurden von 22 teilweise weit fortgeschrittenen Krebsfällen 7 günstigst gelegene *Hautkrebse* zur klinischen Heilung gebracht und über die für ein oberflächliches Hautcarcinom längst ausreichende Zeit von $3^3/_4$ Jahren fort beobachtet.

Selbstverständlich war das lediglich eine Fragestellung, die vom Prinzip her gerechtfertigt und als Beweis für die Richtigkeit der Mutationstheorie ohne weiteres vertretbar war. Von allem Anfang an wurde betont, es handelt sich nur um eine neue Fragestellung, nicht um eine neue Therapie. Gleichgeartete oberflächliche Hautcarcinome lassen sich ja durch Röntgenstrahlen oder durch lokale Excision sicherer und zugleich ohne eigentliches Risiko zur Heilung bringen.

Die Hauptsache: Es hatte sich dartun lassen, daß nicht nur die zugleich (für Keimzellen) mutagenen und (für Körperzellen) zugleich carcinogenen Röntgenstrahlen, sondern daß unter günstigen Voraussetzungen auch Kohlenwasserstoffe, die für Keimzellen mutagen und für Körperzellen carcinogen sind, in analoger Weise Krebs zu heilen vermögen.

Die Mutationstheorie führte jedoch noch zu einer anderen, krebstheoretisch wichtigen Folgerung, nämlich der, daß die *Krebsentstehung* im Regelfalle einen *mehrstufigen Vorgang* darstellt. Bereits die klinisch-empirische Beobachtung, vor allem bei allen Sorten von Berufskrebsen, hatte ergeben, daß der eigentlichen Krebsentstehung sehr oft, dazu auch ein meist recht lange dauerndes *Vorstadium* voraus geht. Schon seit den 20er Jahren hatten pathologische Anatomen und Kliniker den Begriff der *Praecancerose* als Ausdruck dafür gebraucht, daß eben Krebs meist nicht auf heiler Haut oder Schleimhaut, sondern bevorzugt auf lange Zeit vorgeschädigter Haut bzw. Schleimhaut sich entwickelt. Auch für viele Sarkome hat sich, ohne daß in Einzelheiten eingetreten werden kann, gezeigt, daß ihrer Entstehung sehr oft „praesarkomatöse Zustände" vorausgehen. Gerade beim Menschen hat sich gezeigt, daß oft mehrere, ja viele Schädigungen bei der Krebsentstehung zusammenwirken, bis dann schließlich Krebs entsteht. Ich prägte den Begriff der *Syncarcinogenese* als Ausdruck dafür, daß Krebs seine Entstehung sehr oft einem Zusammenwirken mehrerer oder gar vieler krebsbegünstigender und schließlich krebsauslösender Faktoren verdankt. Dabei ist es sicher, daß die Ursachen eines Praecancers durchaus nicht auch die Ursache des Cancers selbst zu sein brauchen.

Über die Kombination carcinogener Noxen, aber auch über die Kombination carcinogener Noxen mit nichtkrebsspezifischen Schädigungen gibt es heute ein sehr großes Beobachtungsgut. Auch im Tierversuch hat die Syncarcinogenese eine vielgestaltige Nachprüfung, Ergänzung und Vertiefung erfahren.

Es soll jedoch in diesem Zusammenhang auf die Syncarcinogenese nicht im einzelnen eingegangen, sondern nur darauf hingewiesen werden, daß die Syncarcinogenese bei der Krebsentstehung nach den Gedankengängen der Mutationstheorie ihr Analogon in einer kombinierten *Behandlung des Krebses mit* ganz *verschiedenen, mutativ wirkenden Stoffen*, mit intrazellulär verschiedenen Angriffspunkten gefunden hat.

Ich komme damit zu dem, im Geiste der Mutationstheorie neu geprägten, Begriff der *Syncarcinokolyse*[1], d. h. zur Therapieform mit mehreren mutativ wirkenden Stoffen, die, sei es gleichzeitig, sei es nacheinander auf Krebsgewebe angewandt werden. Eine solche kombinierte Behandlung geht von der Erwartung aus, daß Krebszellen, wenn sie erst einmal von einem mutagen bzw. carcinogen wirkenden Stoff in

[1] Von syn = zusammen, karkinos = Krebs und kolyein = hemmen.

ihrem genetischen Substrat geschädigt sind, dann von einer zweiten oder dritten Substanz, die einen anderen Angriffspunkt hat, leichter zum endgültigen Zelluntergang gebracht werden können.

Nach der Mutationstheorie sind für die Syncarcinokolyse drei hauptsächliche Wege für eine Krebszellhemmung bzw. -vernichtung denkbar:

a) Der biochemische Eingriff in den Zellteilungsmechanismus (Krebstherapie durch Mitosegifte),

b) die Krebstherapie durch mutagene, d. h. durch direkt an den Erbstrukturen der Zellen angreifende Substanzen mit dem Effekt einer letal-mutativen Wirkung auf die Regulationszentren der Zellkerne,

c) die Stoffwechselantagonisten für die Nucleinsäuresynthese (Antimetaboliten).

Die Kombination mehrerer gleichzeitiger oder aufeinander folgender Stoffe verspricht natürlich eine Potenzierung des syncarcinokolytischen Effektes.

Selbstverständlich war von allem Anfang an klar, daß dieser Therapie relativ enge Grenzen gezogen sein werden, vor allem durch die unvermeidliche Mitschädigung aller physiologisch-proliferierenden Gewebe (Knochenmark, Dünndarmepithelien, Keimzellen etc.), und durch die starken Rückwirkungen auf das Allgemeinbefinden. Ist jedoch eine solche Therapie nach dem Prinzip der Syncarcinokolyse durchführbar, so vermag sie „Wunder" zu vollbringen, die man früher nicht für möglich gehalten hätte.

Als Beleg dafür seien nochmals 2 Beispiele ins Gedächtnis zurückgerufen:

1. Ein 40jähriger Mann bekommt eine schnell auf Faustgröße heranwachsende Geschwulst am Hals, die trotz Bestrahlung sich weiter ausbreitet und zu einer Lymphdrüsen- und Hautmetastasierung führt. Der Halsumfang erreicht schließlich 64 cm, die Senkung 110/160. Der Patient erhält als Mitosegift Colchicin-Derivate und als Mutagene Arsen, Urethan und N-Lost. Die klinischen Erscheinungen gehen so weit zurück, daß der Halsumfang wieder normal wird, selbst die Hautmetastasen schwinden völlig und die Berufsfähigkeit wird wieder hergestellt, bis schließlich eine Tetraplegie durch Wirbelzerstörung dem Leben ein Ende setzt.

2. Eine 39jährige Frau bekommt nach einer Ablatio mammae wegen Mamma-Ca. Metastasen in beiden Ovarien, in beiden Lungenhili und in beiden Lungen (später auch noch im Knochensystem). Die größte Lungenmetastase mißt im Röntgenbild 10,1:7,2 cm. Die Frau befand sich noch in einem guten Zustand. Es wurde alles eingesetzt: Doppelseitige Ovariektomie (beiderseits Ca.-Metastasen), antihormonelle Therapie mit Androgenen und kombinierte Therapie, wieder mit Mitosegiften

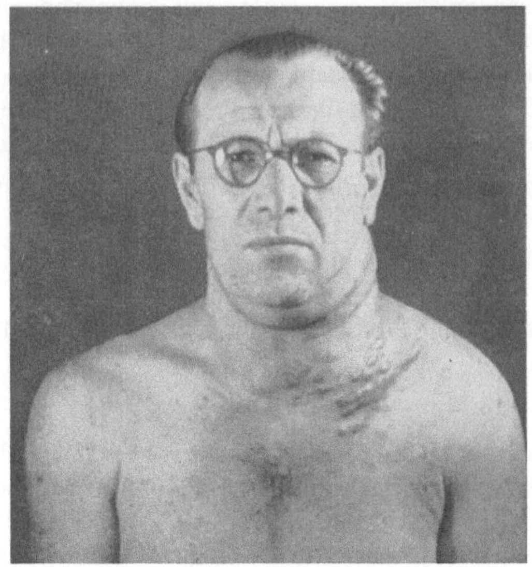

Abb. 2 a

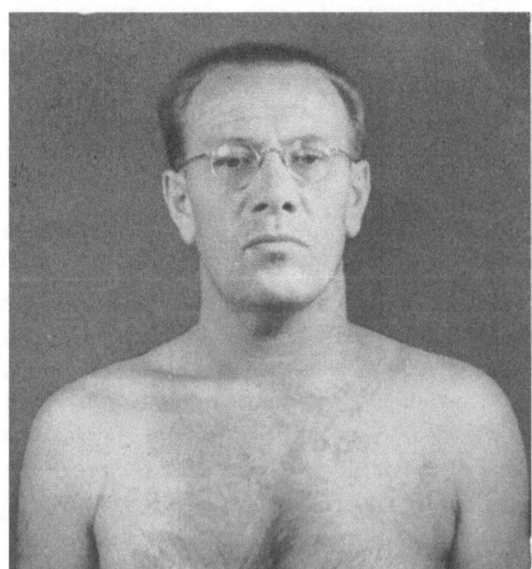

Abb. 2 b

Abb. 2 a u. b. 40jähriger Kranker (E. T., aufgenommen 2. 1. 1948) mit ausgedehnten Drüsenmetastasen eines unbekannten Primärcarcinoms sowie mit massigen Hautmetastasen der Brust- und Halshaut. a) am 24. 3. 1948 (Halsumfang 64 cm), b) am 7. 6. 1948 nach einer intensiven Behandlung mit 6 verschiedenen Mutativa und mutagenen Stoffen, wie Arsen, Urethan, Chinin und N-Lost. Die Rückbildung der Lungenmetastasen konnte im Röntgenbild Schritt für Schritt nachgewiesen werden. Die Rückbildung war schließlich eine so völlige, daß jeder Röntgenologe die Thoraxübersicht als „o. B." bezeichnet hätte. Nach 3 jährigem Zustand bei scheinbar völliger klinischer Heilung kam es dann wieder gleichfalls durch Metastasierung in die Wirbelsäule zum tödlichen Ausgang.

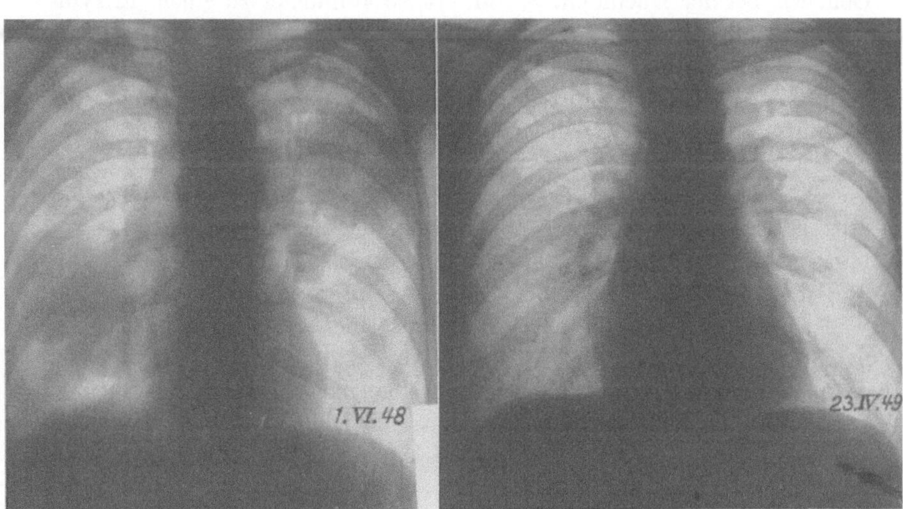

Abb. 3. Ausgedehnte Lungenmetastasen bei einem Falle von Brustkrebs (E. B., 39 Jahre, aufgenommen 31. 5. 1948), Zustand am 1. 6. 1948

Die längste Überlebensdauer nach dem Prinzip der Syncarcinokolyse betraf einen Arzt, der ausgedehnte Metastasen nach einem Seminom 11 Jahre und einen Hochschullehrer, der ein Prostata-Ca. (bei Behandlungsbeginn bereits Knochenmetastasen) $11^1/_2$ Jahre überlebte und bis dicht vor seinem Tode an Herzinfarkt berufsfähig geblieben war.

Natürlich sind solche Fälle „weiße Raben", andererseits aber ermutigen sie, die *Methoden der kombinierten Chemotherapie des Krebses* weiter zu verfolgen und auszubauen.

Fragen Sie mich nun zum Schluß nach dem „roten Faden", der einen großen Teil meiner Arbeiten und meines medizinisch-biologischen Denkens durchzieht, so möchte ich sagen: Vieles, vieles kreist um den Begriff *Gen* und *Mutation*.

Die Summe seiner Gene repräsentiert für den Menschen seinen „Genotypus" oder anders ausgedrückt, das „Gesetz, wonach er angetreten"! Bleiben wir uns immer bewußt: „Verwirklichen kann der Einzelne immer nur das, was er der Anlage nach bereits besitzt".

Im Zusammenhang mit unserem Thema bekräftigt uns aber noch mehr als das Gen dessen *Mutation.* Die Mutationen sind in der großen Mehrzahl Defektmutationen. Sie bedingen Erbkrankheiten, Mißbildungen, biochemische Defekte usw. Ein Gen kann eben, wenn es erst mutiert ist, weder entbehrt, noch durch ein anderes Gen ersetzt, noch kann der Defekt geheilt werden. Der Vorgang ist irreversibel.

Was ein mutiertes Gen schicksalsmäßig bedeutet, zeigt das Beispiel der Bluterkrankheit. Ist ein für die normale Blutgerinnung zuständiges Gen, wie bei der Haemophilie, mutiert, so kommt es zu einem Enzymdefekt in allen Zellen des Organismus. Nirgends wird das Gerinnungsferment Thrombokinase in zureichendem Maße gebildet. Die Blutgerinnung ist schwer gestört, Blutungsneigung für das ganze Leben und Verblutungsgefahr aus nichtigen Anlässen sind die Folge.

Besonders sinnfällig ist die Auswirkung einer Mutation am Knochensystem. Betrifft sie z. B. die Wachstumsfugen, so resultiert der von mittelalterlichen Hofzwergen und Clowns her bekannte chondrodystrophische Zwergwuchs mit einer so ungemein charakteristischen Umprägung und Dysproportionierung des gesamten Körperbaues.

An solchen Beispielen sieht man, was eine Mutation doch für eine nachdenkliche Sache ist: „Von einem mikrodimensionalen Punkt, von einem Genort aus, vielleicht nur durch eine einzige Ionisation ausgelöst, vervielfältigt sich die molekulare Abänderung einer Zelle durch Millionen von Zellteilungen, lawinenartig verstärkt, bis sie schließlich in makrodimensionaler Fortentwicklung einem ganzen Organismus in Habitus, Konstitution und Charakter sein Gepräge verleiht (K. H. Bauer 1958)".

Solche Mutationen sind aber nicht nur eine Schicksalsfrage für den Einzelnen, sie stellen in der Frage der Erbgutverschlechterung auch eine Schicksalsfrage für die Menschheit dar.

Was aber der *Mutagenität* und ihrer Auslösung ihre große Unheimlichkeit verleiht, ist die Tatsache, daß, wie sich inzwischen gezeigt hat, auslösenden chemischen Stoffen oder ionisierenden Strahlen, je nach dem Zellmaterial, oft eine *vierfache Wirkung* zukommt:

Was für Keimzellen mutagen ist,
ist für embryonale Zellen teratogen,
für Körperzellen carcinogen und
für Krebszellen carcinokolytisch.

Es wäre merkwürdig, wenn diese vierfache Wirkung nicht ihre einheitliche Wurzel in der biochemischen Rückwirkung und molekularen Abänderung des genetischen Substrates der betreffenden Zellen hätte. Immer mehr sieht es so aus, als ob es sich hier um eine Stoffklasse handelt, der vor allem durch die zunehmende Krebsgefährdung eine steigende Bedeutung zukommt.

Mit Recht ist die Menschheit den Naturwissenschaften und insbesondere der modernen Chemie und Biochemie zu größtem Danke verpflichtet, dafür, daß sie uns mit heute weit über 600000 neusynthetisierten organischen Stoffen alle jene vielen Mittel an die Hand gegeben haben, deren Endeffekt darauf hinausläuft, daß die durchschnittliche Lebenserwartung eines Neugeborenen mit heute 70 Jahren gegenüber der Zeit vor 100 Jahren im Durchschnitt um mehr als das Doppelte gestiegen ist.

Hier sind eben nicht nur die neusynthetisierten Enzyme, Vitamine, Hormone, Sulfonamide, Antibiotika zu erwähnen, sondern auch die zahlreichen Mittel zur Schädlingsbekämpfung, Seuchenverhütung und die vielen vielen Heilmittel, die es mit sich gebracht haben, daß vor allem die Seuchen und Infektionskrankheiten nur noch eine geringgradige Bedrohung der Gesundheit des Menschen darstellen.

Diesen über 600000 neusynthetisierten organischen Stoffen stehen aber, soweit wir heute übersehen, ca. *600 Stoffe* gegenüber, die wenigstens im Tierexperiment als *carcinogen* erwiesen sind und von denen es z. T. auch bereits erwiesen ist, daß sie oft *zugleich mutagen*, *teratogen* und auch *carcinokolytisch* wirken. Es scheint an der Zeit zu sein, daß man diese besondere Stoffklasse in einer gezielten chemischen Dokumentation erfaßt, die Stoffe genauestens analysiert, mit dem Endziel, die Gefahr ihrer Carcinogenität soweit als möglich auszuschalten.

Kehren wir zum Schluß zum Thema zurück, so ist klar, daß die Chemotherapie beim Krebs wohl nur palliative, aber keine wirklich durchgreifenden Dauererfolge erzielen kann. In der Vorstellung der Mutationstheorie ist dies auch nicht verwunderlich, ist ja für eine Chemotherapie des Krebses die Situation grundsätzlich eine andere als bei der Chemotherapie der parasitären und bakteriellen Infektion.

Jede Chemotherapie setzt als Angriffspunkt einen abweichenden Biochemismus voraus. Während es sich bei den Bakterien und Parasiten immer um körper-*fremde*, selbständige Lebewesen mit einem fundamentalen anderen Biochemismus handelt, handelt es sich bei den Krebszellen stets um körper-*eigene* Zellen mit einem weitgehend gleichen Biochemismus wie die Körperzellen.

Wird auch das Problem der Chemotherapie des bereits entstandenen und besonders des fortgeschrittenen Krebses immer auf der Tagesordnung der Medizin bleiben, so liegt aber die Hauptnutzanwendung, die sich aus der Erforschung der Mutagene, Teratogene und Carcinogene ergibt, in der fortschreitenden Verminderung und Ausschaltung carcinogener Noxen aus unserer immer mehr denaturierten Umwelt.

In dieser Hinsicht einer *Prophylaxe chemischer Carcinogene und krebsinduzierender ionisierender Strahlungen* befinden wir uns erst im allerersten Anfang. Immerhin läßt sich sagen, daß mit den jetzt bei allen Kulturvölkern in Anwendung begriffenen Gesetzen zur Reinhaltung der Luft, des Wassers, der Ausschaltung von chemischen Fremdbeimischungen zur Nahrung und im Atomgesetz Möglichkeiten sich entwickelten, die den Schluß rechtfertigen: Die gesetzgeberische Antikrebszukunft hat bereits begonnen.

Immer aber bleibt das Problem der Behandlung des bereits entstandenen Krebses. Nach wie vor sind Operation und Bestrahlung die Hauptwaffen, selbstverständlich ist aber eine zusätzliche Therapie vonnöten, wo immer ein Ansatzpunkt sich finden läßt.

Derzeitige Problematik der Kombinationsbehandlung bösartiger Geschwülste

Von

H. P. Gummel

1. Trotz aller moderner technischer Möglichkeiten in der Diagnostik wird die Diagnose „Krebs" heute praktisch nie im biologisch frühen Stadium gestellt. Bei der Entdeckung einer Krebsgeschwulst ist das Gewächs schon Monate bzw. Jahre makroskopisch deutlich sichtbar.

2. Die vielen Theorien über die Entwicklung der Biochemie des Krebses sind eng verbunden mit den neuen Ergebnissen auf dem Gebiete der allgemeinen Biochemie. Die Aufklärung der Biochemie der Krebszelle kann letztendlich den Schlüssel zu einer besseren Methodik der Bekämpfung der Krebskrankheit im allgemeinen darstellen. Durch die Entdeckung und Aufklärung der regulatorischen Bedeutung von besonderen Schlüsselenzymen, der Mechanismen der „feedback-inhibition" und der „feedback-repression", hat sich in den letzten Jahren immer mehr die Anschauung durchgesetzt, daß die Ursachen der malignen Transformation und des malignen Wachstums in einer Durchbrechung von Regulationsmechanismen zu suchen sind. Die aus den Vorstellungen der „feedback-deletion" entwickelte Theorie besagt, daß die durch eine cancerogene Noxe verursachten Veränderungen ihren Ausdruck im Verlust der feedback-Regulation von Aktivitäten und Synthesen bestimmter Schlüsselenzyme des Anabolismus finden. Die Durchbrechungen der metabolischen und hormonellen Stoffwechselregulation führen in der Endkonsequenz zu dem Erscheinungsbild der bösartigen Zelle mit ihrer ungeregelten und unkontrollierten Wachstumspotenz.

3. Die Untersuchungen über die experimentelle Cancerogenese mit chemisch definierten Substanzen haben gezeigt, daß die maligne Entartung der Zelle ortsgebunden ist und auf einer eigenen Bereitschaft der Zellen zur bösartigen Umwandlung beruhen kann. Mit derselben chemischen Substanz lassen sich an verschiedenen Orten, bei verschiedenen Tierarten differente Tumortypen erzeugen. Nicht der krebserregende Stoff spielt demnach die alleinige oder entscheidende Rolle, vielmehr ist es die dem Organ bzw. der Zelle eigene Bereitschaft, auf einen bestimmten

chemischen Reiz mit der Entstehung einer bösartigen Geschwulst zu reagieren.

4. Die Tumorentstehung ist demnach zunächst immer ein lokaler Prozeß. Das bedeutet für die chirurgische Behandlung: wenn es gelingt, eine an irgendeinem Ort entstandene Krebsgeschwulst rechtzeitig und vollkommen aus dem gesunden Organismus zu entfernen, so ist der betreffende Patient von dieser Geschwulst befreit und geheilt. Diese durch experimentelle Tierversuche erhärtete Tatsache stellt die naturwissenschaftliche Begründung jeder operativen Organkrebsbehandlung dar.

5. Über die Zeitdauer des ortsgebundenen Wachstums sind relativ wenig sichere Aussagen möglich. Sie ist unterschiedlich und kann viele Jahre bzw. bei semimalignen Tumoren viele Jahrzehnte betragen. Nicht so selten kommt es vor, daß der primäre Sitz des Carcinoms nicht gefunden wird und die nachgewiesenen Metastasen das erste nach außen sichtbare Zeichen einer malignen Erkrankung darstellen.

6. Die Wachstumspotenzen einer malignen Geschwulst werden nicht allein von der ihr innewohnenden Vermehrungspotenz gesteuert, sondern sie sind zumindest im Beginn von lokalen Regulations- bzw. allgemeinen Steuermechanismen des Wirtsorganismus noch beeinflußbar. Die eigenständige Steuerung des Wirtes wird im Verlaufe des Krebswachstums immer mehr zugunsten der autonomen Selbststeuerung der Tumorzelle verschoben.

7. Die Tumorausbreitung durch kontinuierliches Wachstum, Zellverschleppung in das Lymphgefäßsystem, Zellverschleppung durch das Blutgefäßsystem und Ausbreitung mittels der Implantation ist für die Anlage der operativen Entfernung von entscheidender Bedeutung.

8. Bei einem radikalen krebschirurgischen Eingriff muß das Ziel die sichere örtliche Entfernung der Geschwulst im Gesunden sein. Die später notwendige Rekonstruktion darf hierbei die Ausdehnung des Eingriffs nicht hemmend beeinflussen. Der Prozentsatz von Lokalrezidiven oder Metastasen ist auch bei Frühbehandlung sehr hoch und wird insgesamt bei den primär-operablen Carcinomen mit 60–70% angesetzt. Diese Tatsache, das heißt also die Begrenzung der Dauerheilung trotz radikaler örtlicher Entfernung, macht klar, daß die endgültige Krebsheilung letztlich kein operativ-technisches Problem mehr ist.

9. Die wichtigste Eigenschaft aller malignen Tumoren stellt das invasive Wachstum der Krebszelle dar. Es ist abhängig von der rasch fortschreitenden Vermehrung der Zelle, dem Verlust ihrer Cohäsivkräfte

und wahrscheinlich der Möglichkeit, toxische oder lytische Substanzen aufzubauen. Die Frage, aus welchem Grunde Carcinomzellen auch einmal jahrelang latent bleiben oder plötzlich explosivartig zu wachsen anfangen, kann noch nicht beantwortet werden.

10. Neben der örtlichen invasiven Eigenschaft aller malignen Tumoren ist das zweite wesentliche Merkmal der Tumorzellen ihr Eindringen und die Verschleppung in die Lymphbahnen.

Die Möglichkeit der Vernichtung von Tumorzellen in den Lymphknoten entspricht den Erkenntnissen von unspezifischen und spezifischen immunologischen Abwehrreaktionen bei der Krebskrankheit. Man stellt sich vor, daß sensibilisierte Lymphocyten mit antikörperartigen Wirkstoffen beladen sind, die an ihrer Oberfläche oder im Zellinnern lokalisiert sind. Sobald die Immunzellen die antigenen Tumorzellen berühren, werden die transportierten Wirkstoffe durch lymphogenen Zerfall freigesetzt. Auch wäre es auf Grund experimenteller Untersuchungen denkbar, daß sensibilisierte Lymphocyten Opsonine enthalten, die sich bei einem direkten Kontakt an die antigenen Tumorzellen heften und so deren Phagocytose erleichtern. Auch besteht weiterhin die Möglichkeit, daß das Zusammentreffen der sensibilisierten Lymphocyten mit den antigenen Tumorzellen für die Lymphocyten letal sein kann und daß bei ihrem Zerfall freiwerdende unspezifische proteolytische Zellfermente dann die Tumorzellen auflösen.

Diese Vorstellungen beinhalten nur Reaktionen, die beim frühen Tumor auftreten könnten, bei dem die spezifische und unspezifische Abwehr noch relativ intakt ist. Wird aber aus exogener oder endogener Ursache der Organismus in immer kürzeren Abständen mit den gleichen Autoantigenen überschwemmt, so versagt schließlich der Abwehrmechanismus, und ein Stadium der immunologischen Reaktionsunfähigkeit tritt ein, in dem kein aktiver allgemeiner oder örtlicher Widerstand gegen das maligne Wachstum mehr geleistet wird. Auswachsen des Tumors in den regionären Lymphknoten ist die Folge. Atypische Ausbreitung an verschiedenen Stellen bzw. Befallensein von kontralateralen Lymphknoten ist das Ergebnis von obliterierten bzw. mit Tumorzellen verstopften Lymphwegen. Das Auswachsen von Carcinomgewebe in den Lymphknoten setzt die zu erreichende Heilungsquote bereits um etwa 50% herab.

11. Einer für Therapie und Prognose maligner Tumoren entscheidenden Beachtung bedarf die hämatogene Streuung von Carcinomen.

Die zirkulierenden Tumorzellen im Blut sind Werkzeug zum Studium der Tumor-Wirt-Beziehungen und der immunologischen Abwehrmechanismen der Krebspatienten. Der Nachweis von Tumorzellen im Blut ist sicher schwieriger als zunächst angenommen. Im allgemeinen kann man feststellen, daß im fortgeschrittenen incurablen Stadium mehr Krebszellen gefunden werden. Die Krebszellen werden auch häufiger in den regionalen Abflußvenen als im peripheren Blut gefunden.

Da Krebszellen aber viel häufiger in den regionalen Abflußvenen eines Tumors als im peripheren Blut gefunden werden, müssen viele Zellen in den Arteriolen oder Capillarbetten von Lunge und Leber oder auch der übrigen Organbezirke zurückgehalten werden. Einige bilden Metastasen; da aber viele Patienten geheilt werden, müssen viele Zellen zugrunde gehen oder im Körper zumindest inaktiv bleiben. Im strömenden Blut sind Carcinomzellen zu dauerndem Wachstum nicht fähig.

Zur Zeit sind sichere Aussagen in bezug auf Differenz in den Überlebenszeiten von Patienten mit oder ohne Krebszellschauer unter der Operation noch nicht möglich.

12. Die Verschleppung von Krebszellen durch Implantation interessiert den Chirurgen insbesondere bei der Disseminierung durch den operativen Eingriff. Der Ort, in den die Carcinomzelle implantiert wird, bestimmt ihr Überleben oder ihr Absterben mit; wenn sie sich nicht genügend ernähren kann, ist ihr Wachstum nicht gesichert. Metastasen in Duodenum, Herzmuskel, Milz und anderen Organen sind je nach Art des Primärtumors selten und unterschiedlich. Es ist gesichert, daß auch nach Operationen curabler Krebse aus der Umgebung des Operationsgebietes noch reichlich freie Krebszellen gewonnen werden können. Viele Lokalrezidive nach Implantation entwickeln sich z. B. an Anastomosen. Immer häufiger wird die Meinung vertreten, daß die örtlichen Rezidive bis zu 75% der Fälle durch Implantation von Tumorzellen während der Operation erklärt werden können. Rezidive sind bei Lymphknotenbefall primär nicht häufiger als ohne positive Lymphknoten, was darauf hinweist, daß nicht resezierte befallene Lymphknoten nicht für das Rezidiv verantwortlich waren. Würde das Rezidiv von den Lymphknoten oder den Lymphgefäßen ausgehen, würde es von außen in das Lumen einwachsen. Die Mehrzahl der Rezidive sitzt aber innen. Die Zahl der Carcinomzellen in den verschiedenen Abschnitten (z. B. von tumortragenden Darmbezirken) zeigt eine deutliche Beziehung zur Entfernung vom Tumor. In bis zu 5 cm Entfernung sind über 80% Tumorzellen nachweisbar, in 25 cm Entfernung nur noch 10%. Jede Implantation setzt voraus, daß eine Carcinomzelle mit einer Nahrungsquelle (verletztes Gewebe) in Verbindung kommt.

13. Aus der Sicht der allgemeinen Onkologie ist eine Krebsoperation nur wirklich radikal, wenn theoretisch auch nicht eine einzige Krebszelle im Organismus zurückbleibt. Da diese Forderung aber praktisch kaum erfüllbar ist, wird sowohl die kombinierte operativ-chemotherapeutische als auch die kombinierte operativ-strahlentherapeutische Behand-

lung zu einer immer zwingenderen Forderung in der klinischen Forschung und praktischen Nutzanwendung.

14. Die allgemeine Giftwirkung und die damit verbundenen Grenzen des Wirkungseffekts der verschiedenen chemotherapeutischen Substanzen sind die derzeitige Ursache, warum diese Medikamente den fortgeschrittenen Krebs nicht zu heilen vermögen. Es ist wahrscheinlich so, daß die anticancerogenen Substanzen nur in der kurzen Zeit der Zellteilung wirksam sind. Theoretisch kann man sich vorstellen, daß es unter Umständen ratsam ist, zwei oder mehrere Substanzen mit verschiedener Wirkung zur Verbesserung des Effekts zu koppeln. Zur Zeit entspricht die Therapie, die Krebszelle durch cytolytische oder cytotoxische Substanzen zu vernichten, der chemotherapeutischen Aufgabe im engeren Sinne. Ihr Ziel ist darauf ausgerichtet, Krankheitserreger zu vernichten, ohne den Wirtsorganismus zu schädigen. Das setzt aber im Prinzip eine hinreichende biochemische Verschiedenheit zwischen beiden Zellarten, den Erreger- und den Trägerorganzellen, voraus. Die Krebszelle gleicht noch weitgehend den Zellen des Muttergewebes und unterscheidet sich von diesen im wesentlichen durch Defekte. Die klinischen Ergebnisse mit der Chemotherapie sind im Gegensatz zu den experimentellen noch unbefriedigend. Die Chemotherapie des Krebses muß wegen der relativ hohen Resistenz spontaner Geschwülste bis an den toxischen Bereich herangehen. Das ist nicht ohne nachhaltige Wirkung auch auf die allgemeine Abwehrlage. Die Frage, ob die in der Chemotherapie meist angewandte tägliche Behandlung mit kleinen Dosen bis zu einer bestimmten Gesamtdosis in einer Kur wirklich begründet ist oder ob nicht Stoßdosen in längeren Zeitabständen Besseres leisten, ist noch nicht abgeklärt.

15. Zunehmend ist der experimentell begründete allgemeine Trend, die Chemotherapie in steigendem Maße mit krebschirurgischen Eingriffen kombiniert anzuwenden. Die cytostatische Chemotherapie hat gegenüber der alleinigen Operation theoretisch den wesentlichen Vorteil der generalisierten Wirkung.

16. Die chemotherapeutische Beeinflussung einer bösartigen Geschwulst ist nach experimenteller Untersuchung am größten nach weitgehender chirurgischer Ausschneidung der bösartigen Geschwulst, d. h. nach drastischer Verminderung der Zahl der Tumorzellen. Verkleinert man im Tierexperiment operativ die Geschwulst, so kann das gleiche Chemotherapeutikum, das sonst nicht wirkt, wirkungsvoll werden. An Transplantationstumoren wurden die Beziehungen zwischen Tumorgröße einerseits, Immuntherapie und Chemotherapie sowie palliativer Chirurgie andererseits eingehend untersucht. Die Befunde deuten darauf hin, daß es in der Regel nicht gelingt, große, gut angewachsene Transplantationstumoren allein durch Chemotherapie zu zerstören. Das gleiche gilt für

eine solitäre Immuntherapie (Zymosanbehandlung) oder eine alleinige palliative Tumorexstirpation. Werden jedoch diese drei Verfahren kombiniert, so steigt die Heilrate auf 70 bis 80%. Die Wirksamkeit der mit der operativen Entfernung der Geschwulst kombinierten und unmittelbar damit einhergehenden Chemotherapie eröffnet die Möglichkeit, die Häufigkeit von örtlichen Rückfällen und Metastasen nach radikalen Krebsoperationen weiter herabzusetzen.

Aussagekräftige Zahlenreihen mit statistisch gesicherten Verbesserungen durch Kombinationsbehandlung sind in großen Kollektiven international in Bearbeitung, aber bisher ist ihr Wert nicht sicher abgeklärt.

Erste experimentelle und klinische Erfahrungen mit der Ganzkörper-Extrem-Hyperthermie

Von

R. KIRSCH UND D. SCHMIDT

Wie Ihnen bekannt ist, gibt es eine Dresdener Krebstherapie-Arbeitsgemeinschaft zwischen dem Forschungsinstitut M. von Ardenne und unserer Klinik, der Chirurgischen Klinik der Medizinischen Akademie Dresden. Entsprechend der zwischen uns verabredeten Arbeitsteilung beschäftigt sich unsere Klinik mit dem Problem der Ganzkörper-Extrem-Hyperthermie im Tierversuch und am Menschen einschließlich ihrer therapeutischen Anwendung. Wenn man von den Versuchen der Chirurgen des Altertums und des Mittelalters, von außen zugängliche Carcinome mit dem Glüheisen zu zerstören, absieht, so datiert die erste uns bekannt gewordene lokale Hyperthermiebehandlung maligner Geschwülste aus dem Jahre 1910. Damals schon hat der Franzose DOYEN Oberflächencarcinome örtlich auf 55° C erhitzt und sie dadurch zerstört [*3*].

1913 berichtet C. MÜLLER [*7*], daß die Strahlensensibilität der Carcinome durch eine vorhergehende Behandlung mit Diathermie ganz erheblich gesteigert werden kann. Spätere Untersucher bestätigen das und schätzen, daß die örtliche Überwärmung eines Tumors auf etwa 42° C für $^1/_2$ Stunde die nachfolgende Röntgenstrahlenwirkung auf das Doppelte vergrößert.

Für uns besonders interessant sind die Veröffentlichungen des Erlanger Chirurgen GOETZE um 1930 [*4*]. Er hat Peniscarcinome dadurch zur Abheilung gebracht, daß er den vom Blutkreislauf abgeschnürten Penis im Wasserteilbad auf 46° C erhitzte. Es entstand regelmäßig eine Verbrennung 2. Grades, die komplikationslos abheilte, während das Carcinom nekrotisch wurde und abfiel. Rezidive traten nicht auf, aber die Kranken starben trotzdem später an Metastasen. Das Problem der Krebstherapie konnte also trotz imponierender lokaler Behandlungserfolge mit Hilfe der örtlichen Anwendung hoher Temperaturen nicht gelöst werden.

Die logische Konsequenz, Therapieversuche mit allgemeiner Überwärmung vorzunehmen, stieß bisher auf unüberwindliche Schwierigkeiten. Alle Untersucher hielten die Temperaturgrenze von 42° C, gemessen im

Oesophagus und im Rectum, für nicht überschreitbar. Vereinzelte Therapieerfolge mit dieser begrenzten Temperatur sind u. a. von LAMPERT [6] und SELAWRY [8] mitgeteilt worden. Dementsprechend sind wohl auch die Beobachtungen und Versuche einzuschätzen, maligne Tumoren durch die Erzeugung fieberhafter Erkrankungen zu beeinflussen. Die neueste Arbeit auf diesem Gebiet, Anfang dieses Jahres veröffentlicht, stammt von GUIGINI [5]. Er hat nach künstlicher Übertragung einer

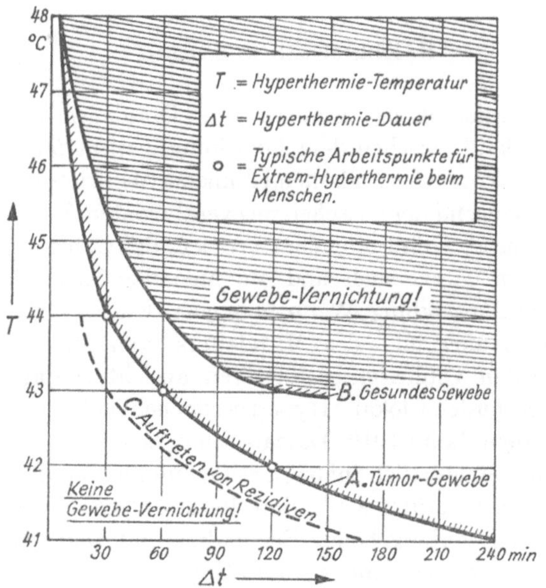

Abb. 1. Lokale Hyperthermie von S 180-Tumoren bei Mäusen

Malaria tertiana auf Patienten mit inoperablen Carcinomen des Verdauungstraktes Tumorverkleinerungen und Krankheitsremissionen auf die Dauer von bisher 4 Jahren bei subjektivem Wohlbefinden der Kranken beobachtet.

Gestützt auf eine umfangreiche elektronische Patientenüberwachungsanlage und zahlreiche Tierexperimente, haben wir seit Anfang dieses Jahres versucht, die Körperkerntemperatur von inkurablen Krebskranken so hoch zu treiben, daß wir mit einer Schädigung des malignen Gewebes rechnen konnten, ohne das Leben und die Funktion der gesunden Organe in Gefahr zu bringen.

In-vitro-Messungen von v. ARDENNE [1] und von VOLLMAR [10] aus der Lampertschen Klinik hatten ergeben, daß ein Wirkungsoptimum gegenüber Krebszellen (Ehrlich-Ascites-Stämme) bei 44° C und einer Einwirkungsdauer von 30 Minuten mit einer Zellzerstörungsquote von 95% zu erwarten ist, während gesunde Zellen in gleichem Maße erst bei einer Temperatureinwirkung von 46° C geschädigt werden. Diese Meßergebnisse stimmen überein mit Versuchen an implantierbaren Mäusetumoren, die CRILE [2] 1961 veröffentlicht hat, und unseren eigenen Beobachtungen (siehe Abb. 1).

Aus den sich ergebenden Grenzkurven sind mehrere für implantierbare Tumoren weitgehend zu verallgemeinernde Gesetzmäßigkeiten abzulesen. Die wichtigste scheint uns zu sein, daß zur Erzielung eines gleichen Tumorzerstörungseffektes die Einwirkungstemperatur variiert werden kann, wenn die Einwirkungsdauer entsprechend verändert wird. Jeder Grad Temperatursenkung erfordert eine Verdopplung der Einwirkungsdauer, während eine Temperatursteigerung von 1 Grad C es erlaubt, die Einwirkungsdauer um die Hälfte zu senken. Der Bezugswert dieser Berechnung ist die Einwirkungsdauer von 30 Minuten bei 44° C. Unter diesen Bedingungen werden in allen Versuchsserien mehr als 75% der Tumoren zerstört. Die so behandelten Tiere überleben meist 90 Tage, ohne daß ein Rezidivtumor auftritt, während die für die gleiche Zeit in 37° warmem Wasser gebadeten Tumortiere der Kontrollserie nach 31 Tagen zu 80% gestorben sind.

Bei lokaler Erwärmung im Wasserbad führt bei Mäusen eine 8 bis 10 Minuten lang einwirkende Temperatur von 47° C neben der Tumorzerstörung auch zu einem Absterben des gesunden Gewebes. Aus der Unfallchirurgie wissen wir, daß für menschliches Gewebe annähernd dieselben Werte gelten.

Wird die Einwirkungsdauer bei 44° C auf 15 Minuten verkürzt, so rezidivieren die sich vorübergehend verkleinernden Tumoren schnell. Dabei ist zu beobachten, daß das Tumorwachstum etwa 5 Tage lang sistiert, dann aber durch ein schnelleres Wachstumstempo ausgeglichen wird, so daß schon nach 2–2 1/2 Wochen gegenüber der Kontrollserie kaum noch Unterschiede zu bemerken sind.

Nach einer 30 Minuten dauernden lokalen Erwärmung auf 44° C sind die Gefäße in der Tumorumgebung stark dilatiert. Makroskopisch macht sich das in einer dunkelroten bis blau-cyanotischen Verfärbung der Haut bemerkbar. Der Tumor trocknet dann schnell ein und wird nach etwa 1 Woche abgestoßen. Wenn Rezidive auftreten, werden sie meistens etwa 2–3 Wochen nach dem Versuch bemerkbar.

Der Zerfall von Tumoren, die eine bestimmte Größe überschritten haben (1,5 cm Durchmesser), führt häufig zum Tod der Versuchstiere, wobei nicht zu unterscheiden ist, ob diese Katastrophe allein auf die Resorption von toxischen Zerfallsprodukten oder auch auf einen Blutverlust durch Blutung in den zerfallenden Tumor zurückzuführen ist.

Crile [2] hat darüber hinaus noch nachgewiesen, daß fraktionierte Überwärmungen – etwa analog der Fraktionierung von hohen Strahlendosen – nicht zum gleichen Effekt führen. Er konnte sogar beobachten, daß nach einer vorausgegangenen zu kurz dauernden Überwärmung eine am nächsten Tage folgende, normalerweise tumorzerstörende Wärmeeinwirkung ohne Erfolg blieb. Daraus glaubt er, die Entstehung einer Wärmeresistenz der Tumoren ableiten zu können.

Entsprechend den bei implantierbaren Mäusetumoren gewonnenen Erfahrungen und Gesetzmäßigkeiten, hat Crile [2] auch eine ganze Reihe von Hunden mit den verschiedensten malignen Spontantumoren mittels örtlicher Extremüberwärmung behandelt. Er erzielte dabei dieselben günstigen Ergebnisse in bezug auf den Lokalbefund, konnte aber auch nicht immer die Aussaat von Metastasen vermeiden, die dann das Schicksal des Tieres besiegelten. Diese Ergebnisse ähneln weitgehend den oben geschilderten klinischen Therapieversuchen von Goetze [4] u. a.

Von uns wurden Vorversuche an Hunden durchgeführt mit dem Ziel festzustellen, welche Methode sich am besten zur Erzeugung höherer Temperaturen im Gesamtkörper eignet und wie diese Temperaturen auf den Organismus wirken[1]. Von der Vorstellung ausgehend, daß eine bei hohen Temperaturen zu erwartende Kreislaufüberlastung am sichersten damit korrigiert werden könne, haben wir zuerst unsere Herz-Lungen-Maschine mit ihrem Wärmeaustauscher dazu benutzt, die Körpertemperatur mit dem erwärmten Blut allmählich aufzuheizen. Im totalen By-pass gelang es uns, die Temperatur im Oesophagus bis auf 45° C hochzutreiben. Das plötzliche Absinken des arteriellen Druckes bei 43° Körpertemperatur wurde mit Bluttransfusionen in die Maschine abgefangen. Nicht verhindert werden konnte das gleichzeitig einsetzende dauernde Ansteigen des venösen Druckes, wobei sich in zunehmendem Maße die aus dem rechten Herzen abzusaugende Blutmenge verringerte. Das Blut versackte also in den peripheren Venen, die auch makroskopisch prall gefüllt erschienen (ein Phänomen, welches wir auch in der Folge immer wieder sowohl am Hund als auch am Menschen beobachten konnten, wenn eine Temperatur von 43° bis 44° C überschritten wird).

Ein weiterer Nachteil dieser Methode war eine breite Streuung der Temperaturen im Organismus. Im Subcutangewebe und in der Muskulatur der vorderen und hinteren Extremitäten lag sie um 4° C tiefer als im Körperkern. Eigenartig ist die Tatsache, daß während der gesamten Dauer (2 Stunden) eines solchen Versuches die Körperkerntemperatur zwischen 1–3° höher lag als die Temperatur im Blut am Ausgang des Wärmeaustauschers. Diese Temperaturdifferenz ist nur durch die eigene

[1] An den Tierexperimenten waren folgende Mitarbeiter beteiligt: OA. Dr. Ermisch, OA Dr. Fritsche, Dr. Lauschke, Dr. Schiffner, Dr. Kampf, Tschöpel, Hammer und Gabsch.

Wärmeproduktion des Organismus zu erklären. Sie vergrößerte sich jeweils allmählich mit der ansteigenden Gesamttemperatur – ein meßbares Zeichen dafür, daß der Grundumsatz mit steigender Temperatur

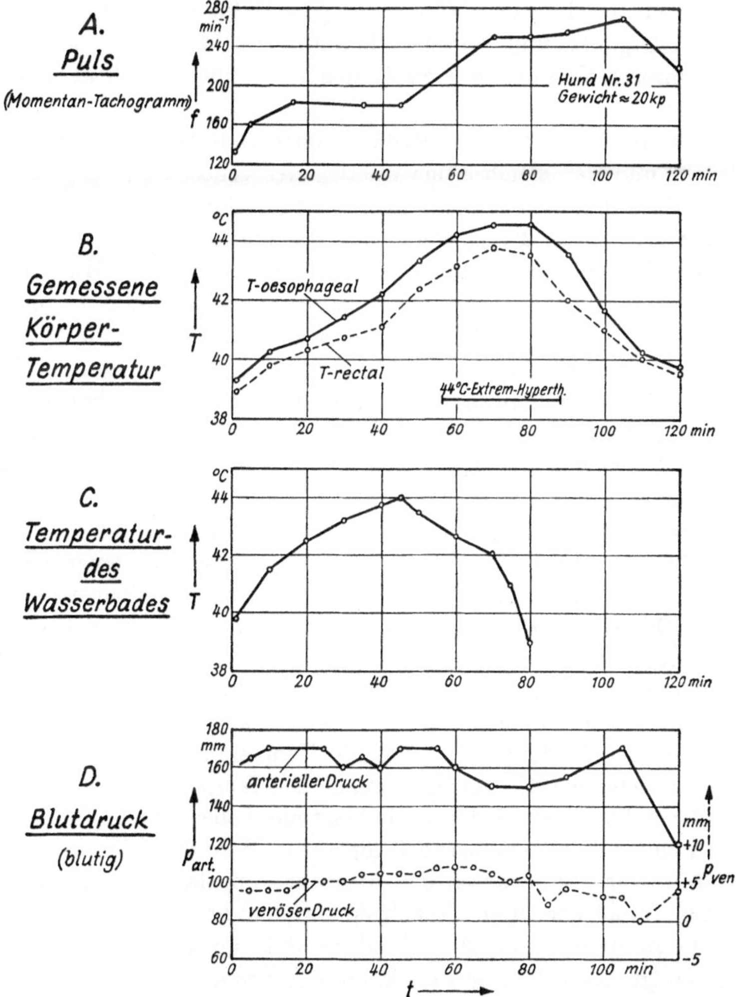

Abb. 2. Körperfunktionen im Hyperthermieversuch an Hunden

zunimmt, wobei zunehmend Wärme produziert wird. Auf die weiteren, sehr interessanten Meßergebnisse kann ich hier aus Zeitmangel nicht eingehen; sie werden in Kürze anderenorts veröffentlicht.

Da sich die Thoraxeröffnung zur Anlegung eines zentralen By-pass im Rahmen dieser Versuche als schwerwiegendes Zusatztrauma erwies, versuchten wir die Erwärmung in einer nächsten Serie im partiellen By-pass.

Im Prinzip änderte sich dabei in bezug auf die Temperatur und die Reaktionen des Organismus nur wenig. Wenn wir die Gefäße der hinteren Extremitäten zur Kanülierung benutzten, lag die rektale Temperatur immer um etwa 1° C höher als die oesophageale. Ein annähernder Ausgleich der eben schon erwähnten Temperaturdifferenzen in den verschiedenen Organen und Geweben konnte erreicht werden, wenn wir einzelne unserer Versuchstiere zusätzlich von außen durch Heizkissen erwärmten.

Um abzuklären, ob der bei etwa 43° C eintretende Abfall des arteriellen Blutdrucks und der gleichzeitige Anstieg des venösen Drucks auf das Versagen einer zentralen oder peripheren Regulation zurückzuführen ist, haben wir bei einigen Tieren versucht, das Gehirn während der extracorporalen Überwärmung des übrigen Organismus mit Hilfe einer 2. Maschine von beiden Carotiden her gesondert zu perfundieren und zu kühlen. Obwohl wir dabei auf Temperaturen um 10° C im Wärmeaustauscher heruntergingen, konnten wir keine signifikanten Veränderungen im Verhalten des Blutdrucks hervorrufen. Wir haben zwar unter diesen Bedingungen bei unseren vorerst nur der Orientierung dienenden Versuchen die Temperaturen im Schädelinneren nicht gesondert gemessen; trotzdem nehmen wir aber an, daß die durch die Wärme veränderbaren Regelmechanismen des Kreislaufes vorwiegend in den Gefäßwänden der Peripherie sitzen. Auch die wärmegesteuerte Herzaktionsfrequenz dürfte in erster Linie auf periphere Schaltungen ansprechen. Die Einzelbefunde dieser Untersuchungen werden ebenfalls gesondert veröffentlicht.

Im nächsten Schritt unserer Untersuchungen gingen wir auf die Überwärmung von Hunden in warmem Wasser und in trockener Wärme über. Mit dieser Methode läßt sich die Temperatur in allen Körperabschnitten ziemlich gleichmäßig erhöhen. Die Temperaturdifferenzen an verschiedenen Stellen des Körpers sind fast nie größer als 0,5° C (Abb. 2). Auch hier sind 43° C die kritische Temperatur. Wird diese Grenze jedoch eingehalten oder nur unwesentlich überschritten, dann gelingt es, mit Hilfe von Infusionen und Transfusionen den arteriellen Druck um 80 mm Hg zu halten und zu verhindern, daß der venöse Druck über + 8 mm steigt (Abb. 3). Der Puls kann eine Frequenz von 250/min erreichen. Im EKG treten zu dieser Zeit gewisse Zeichen einer Hypoxämie auf, die aber reversibel sind. Nach anfänglichem leichten Anstieg fallen die Wasserstoffionenkonzentration bis auf 7,3 und das Standardbicarbonat bis auf 15 mval/l ab. Der Rest-N steigt unwesentlich an, während das Gesamt-Eiweiß im Serum etwas abfällt. Die Erythrocytenzahl nimmt offensichtlich durch eine gewisse, im Ansteigen des Hämatokrits sichtbare, Eindickung des Blutes zu, während sich die Leukocyten deutlich vermindern. Sie steigen erst in den Tagen nach der Überwärmung deutlich an. Die Sauerstoffsättigung läßt sich bei korrekter Beatmung auf dem Ausgangswert halten und kann sogar überkorrigiert werden (Abb. 4).

Die Tatsache, daß bei überhohen Temperaturen (d. h. über 43° C) der periphere Widerstand in den Gefäßen anwächst, hat vor 2 Jahren in einem anderen Zusammenhang den Marburger Physiologen Brasch dazu veranlaßt, nach den Gründen dafür zu suchen. Er erklärte dieses Phänomen dadurch, daß entsprechend seinen Beobachtungen bei einigen fieberhaften Erkrankungen die Erythrocyten ihre Tellerform verlieren, zunächst

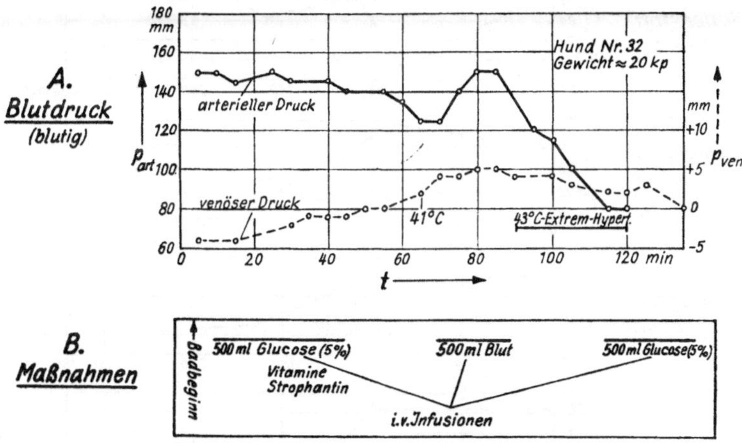

Abb. 3. Blutdruckregulation während des Hyperthermieversuches

Kugelform annehmen und dann sogar noch weiter quellen. Sie sollen dann in der Lage sein, die Kapillaren zu verstopfen. Unsere Untersuchungen haben genau das Gegenteil ergeben. Differenzierungen und Auszählungen mit dem Counter zeigten, daß der prozentuale Anteil verkleinerter Erythrocyten ansteigt und vergrößerte Formen überhaupt nicht vorhanden sind. Dem entspricht auch, daß im Ausstrich während des Extrem-Hyperthermiezustandes vermehrte Stechapfelformen zu beobachten sind.

Unsere kapillarmikroskopischen Beobachtungen am Mesenterium extrem hyperthermisierter Ratten haben gezeigt, daß sich die Capillaren und Präcapillaren bei Temperaturen über 43° C so stark kontrahieren, daß keine Erythrocyten mehr in sie eintreten können. Sie werden in den Arteriolen und Venolen gestaut. Dieser Prozeß ist reversibel. Sinkt die Temperatur unter 43° C, so läßt der Capillarspasmus nach und die Erythrocyten können wieder passieren. Bei Temperaturen über 44–45° C wird entsprechend dem klinischen Bild auch im Capillarmikroskop die auffallende Überfüllung des venösen Schenkels offensichtlich, was als Stase bezeichnet werden muß.

Daraus ergibt sich aller Wahrscheinlichkeit nach, daß der während der Überwärmung über 42° C zunehmende periphere Gefäßwiderstand zunächst durch einen Capillarspasmus zu erklären ist. Dazu paßt voll-

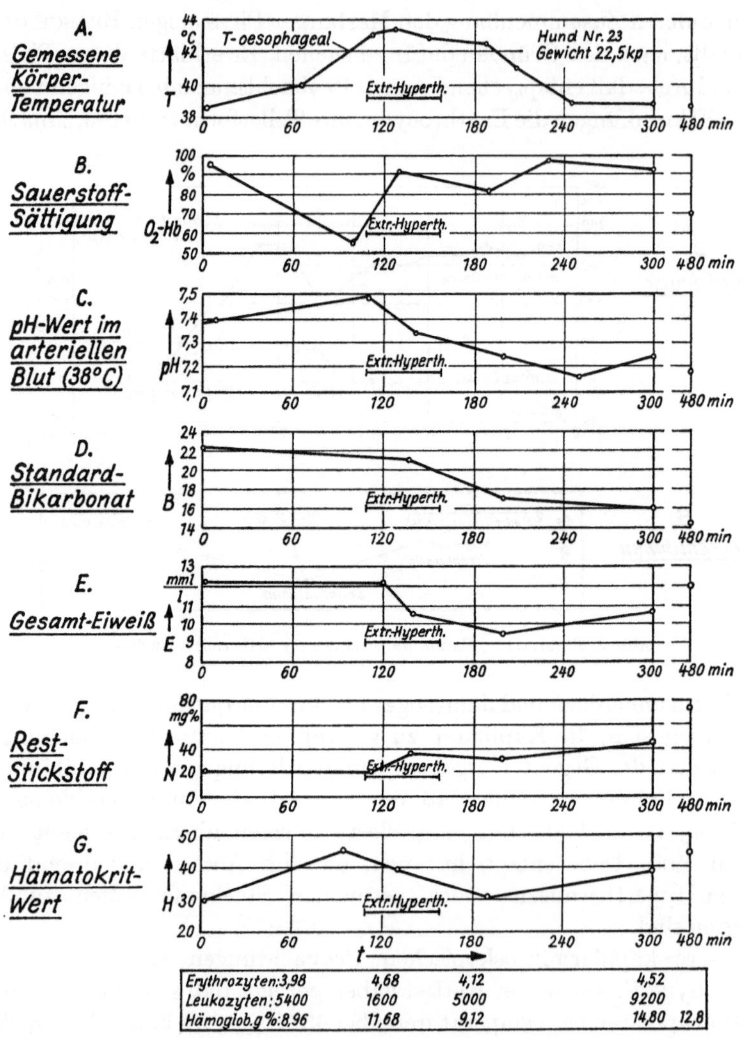

Abb. 4. Meßwerte verschiedener Parameter im Hyperthermieversuch

kommen das Verhalten der Blutdruckamplitude. Sie nimmt unter leichtem Ansteigen des Blutdrucks im ganzen in der Anfangsphase der Überwärmung zu, um sich dann oberhalb von 41° C allmählich zu verringern. Zwischen 43° und 44° C kann die Verringerung der Amplitude extreme Ausmaße annehmen. Steigt die Temperatur weiter an, kommt es zum irreversiblen Zusammenbruch der peripheren Gefäßregulation mit vollkommener Weitstellung der Peripherie und dem Versacken des Blutes. Diese Regel gilt auch für den überwärmten Menschen. Es liegt m. E. nahe, diesen Ablauf als Schocksyndrom einzuschätzen. Auf die langdauernde und zunehmende Zentralisation des Kreislaufes folgt dann der irreversible Schock. Natürlich erhebt sich hier die Frage nach einer Objektivierung des zu erwartenden Stress-Syndroms. Unsere entsprechenden Untersuchungen laufen; über Ergebnisse zu sprechen, wäre voreilig.

Auch unsere Untersuchungen zur Frage nach dem Verhalten der Fermente sind noch im Gange. Wir möchten nur soviel vorwegnehmen, daß wesentliche Veränderungen bei Temperaturen um 43–44° C anscheinend nicht nachweisbar werden.

Was die Stoffwechseluntersuchungen anbelangt, so kann ich im Moment nur darauf hinweisen, daß der Blutzuckergehalt anscheinend auf extreme Werte absinken kann, bei anderen Messungen – vor allem am Menschen – unter der Ganzkörper-Extrem-Hyperthermie aber häufig auch ganz wesentlich ansteigt. Bei uns wurden über 43° C an Kaninchen nur noch 18 mg% gemessen; beim Menschen dagegen Anstiege bis auf 320 mg%. Hiernach wäre zu untersuchen, ob nicht ein Großteil der klinischen Symptome, die wir bei der Ganzkörper-Extrem-Überwärmung des Menschen beobachteten, auf Zuckerhaushaltsentgleisungen zurückzuführen sind. Entsprechende Untersuchungen sind im Gange, eine Gesetzmäßigkeit konnte jedoch noch nicht gefunden werden.

Die pathologisch-anatomischen Befunde bei allen Hunden, die im Anschluß an unsere Versuche starben oder getötet wurden, ergaben immer wieder übereinstimmend starke Blutstauungen in allen Organen, teilweise sogar mit Blutaustritten. Immer bestand auch ein leichtes, nie jedoch ein starkes Hirnödem[1].

Ziehen wir die Schlußfolgerung aus unseren orientierenden Überwärmungsversuchen an Tieren, so können wir vorerst feststellen:

1. Die kritische Temperatur beträgt 43° C, weil unter diesen Bedingungen die Kreislaufperipherie zu versagen beginnt.

2. 44° C können erreicht und gehalten werden, wenn rechtzeitig Flüssigkeit in Form von Infusionen und Transfusionen zugeführt wird.

3. Es ist ständig auf eine Hypoxämie zu achten. Diese wird zuerst im EKG sichtbar.

4. Der Zuckerhaushalt muß exakt kontrolliert werden.

---

[1] Die pathologischen und histologischen Beurteilungen verdanken wir Herrn OA Dr. Dominok vom Pathologischen Institut der Med. Akademie Dresden (Direktor: Prof. Dr. Simon).

5. Das morphologische Substrat bei den nach extremer Hyperthermie gestorbenen Hunden waren immer wieder blutüberfüllte Organe, leichte Herzmuskelschäden und ein gewisses Hirnödem.

Unsere Behandlungsversuche am Menschen haben wir nach diesen Vorarbeiten natürlich äußerst vorsichtig und zurückhaltend begonnen[1]. Wir beschränkten uns zunächst auf jüngere Menschen, die als völlig kreislaufgesund, in bezug auf ihre maligne Erkrankung aber als inkurabel eingeschätzt werden mußten. Es wurden auch Selbstversuche von ärztlichen Mitarbeitern durchgeführt, um die subjektiven Empfindungen des Überwärmten kennenzulernen.

Methodisch gingen wir so vor, daß die Patienten bei unseren ersten Behandlungsversuchen nach entsprechender Kreislauf- und Atemfunktionsvorbehandlung ohne besondere Prämedikation in die uns vom Institut M. von Ardenne zur Verfügung gestellte Zweikammerbadewanne gelagert wurden. Diese Spezialwanne bietet mehrere Vorteile:

1. Liegen Kopf und übriger Körper in getrennten Wannenabschnitten und können dadurch von verschieden temperiertem Wasser umspült werden (der Kopf kühler als der Körper). Obwohl mit dieser Maßnahme keine signifikante Senkung der Sublingualtemperatur gegenüber der Rektaltemperatur erreicht werden konnte, wird der zunehmende Temperaturunterschied bei ansteigender Erwärmung des Körperbadewassers von den Patienten als ausgesprochen angenehm empfunden.

2. Verfügen beide Wannenkammern über weitkalibrierte Abflußmöglichkeiten, so daß ein schneller Wasserwechsel jederzeit möglich ist.

3. Liegen die Kranken in entspannter Lage waagerecht mit der Möglichkeit, den Kopf seitwärts drehen zu können. Dadurch wird einem vorzeitigem Kollaps und einer evtl. auftretenden Aspirationsgefahr bei Erbrechen vorgebeugt.

Unsere Absicht war die, unter den genannten Bedingungen zuerst den von Medikamenten und Narkose unverfälschten Einfluß der von außen gesteigerten Körpertemperatur auf die lebensnotwendigen Körperfunktionen kennenzulernen. Dabei erwies sich eine gute psychische Vorbereitung des Kranken als außerordentlich wichtig. Er muß wissen, was mit ihm geschieht und muß von der Notwendigkeit der Maßnahmen überzeugt sein. Gelingt das, so verhält sich der Kranke während der ganzen Dauer des Überwärmungsvorganges ruhig, obwohl die subjektiven

[1] An der Überwärmungsbehandlung waren beteiligt die Ärzte Dr. Bley, Dr. Müller, Dr. Lauschke, Dr. Elsner, an der elektronischen Überwachung Ing. Röder.

Empfindungen der ansteigenden Hitze als unangenehm, ja manchmal auch als schmerzhaft auf der Haut geschildert werden. Bei Temperaturen über 41,5° C kommt auch ein gewisses Angst- und Atemnotsgefühl hinzu. Unzureichend aufgeklärte und unintelligente Kranke zeigen spätestens zu diesem Zeitpunkt heftige Abwehrreaktionen, die oft den Abbruch der Überwärmung erzwingen.

Trotz der relativen Kopfunterkühlung ist das Gesicht bald nach vorübergehender Rötung blaurot verfärbt. Die Hautvenen am ganzen Körper sind oberhalb 42° C Rectaltemperatur prall gefüllt. Die Atemfrequenz steigt zur gleichen Zeit etwa auf das Doppelte der Normwerte an, wobei die Atmung einen hechelnden Charakter annimmt. Wir ließen in diesen Stadien grundsätzlich Sauerstoff über die Maske atmen und haben damit jederzeit eine Sauerstoffsättigung im Blut erreicht. Eine bei der gesteigerten Atemtätigkeit evtl. zu erwartende Alkalose konnten wir nicht nachweisen. Die Wasserstoffionenkonzentration im Blut zeigte eher eine gewisse Tendenz zur Acidosebildung an. Ähnlich wie bei unseren vorausgehenden Tierversuchen erwies sich auch beim Menschen eine Körperkerntemperatur zwischen 42,5 und 43° C als kritisch in bezug auf die Regelung des Kreislaufes. Unter meistens erheblichem Abfall des arteriellen Druckes verkleinert sich die Blutdruckamplitude. Trotz der in ihrem Entstehungsmechanismus noch ungeklärten eigenartigen Blutüberfüllung der Venen möchten wir das Zustandsbild des Kreislaufes zu diesem Zeitpunkt vorläufig noch als ein Kreislaufzentralisationssyndrom einordnen. Durch Auffüllung des Kreislaufes mit Infusionen und Transfusionen und die Zwischenschaltung von kurzzeitigen Kälteeinwirkungen auf die Haut ist es uns immer gelungen, einen arteriellen Druck von etwa 80 mm Hg aufrechtzuerhalten, während der Puls auf eine Frequenz von 160 pro Minute ansteigt. Das Bewußtsein der Kranken ist zu diesem Zeitpunkt häufig getrübt. Sie sind zwar noch ansprechbar, reagieren aber verlangsamt oder gar nicht und weisen dann später oft eine relative Gedächtnislücke auf. Oberhalb 43° C ist häufig mit Erbrechen zu rechnen.

Da – insgesamt gesehen – die extreme Überwärmungsprozedur trotz guter Einstellung des Kranken als erhebliches psychisches und physikalisches Trauma mit entsprechenden, auch objektivierbaren Stressreaktionen angesehen werden muß, sind wir nach Orientierung über die grundsätzliche Durchführbarkeit der Ganzkörper-Extrem-Hyperthermie und ihre wesentlichen pathophysiologischen Folgen dazu übergegangen, vor Beginn der Überwärmung zu narkotisieren und in Intubationsnarkose kontrolliert zu beatmen. Wir sehen darin eine nicht unwesentliche Erhöhung des Sicherheitsfaktors und werden bei der Auswahl unserer Kranken nicht mehr eingeschränkt durch deren subjektive Reaktionen. Die dabei auftretenden, speziell den Anästhesisten berührenden Fragen können hier nicht behandelt werden.

In vorsichtigem Vorgehen und unter ständiger elektronischer Überwachung ist es uns gelungen, die Körperkerntemperatur auf 44° C hochzutreiben und für eine halbe Stunde aufrechtzuerhalten, ohne daß irgendwelche Schäden zurückgeblieben sind (Abb. 5). Wir haben damit nachgewiesen, daß die von Crile [2] im Tierexperiment bei lokaler Über-

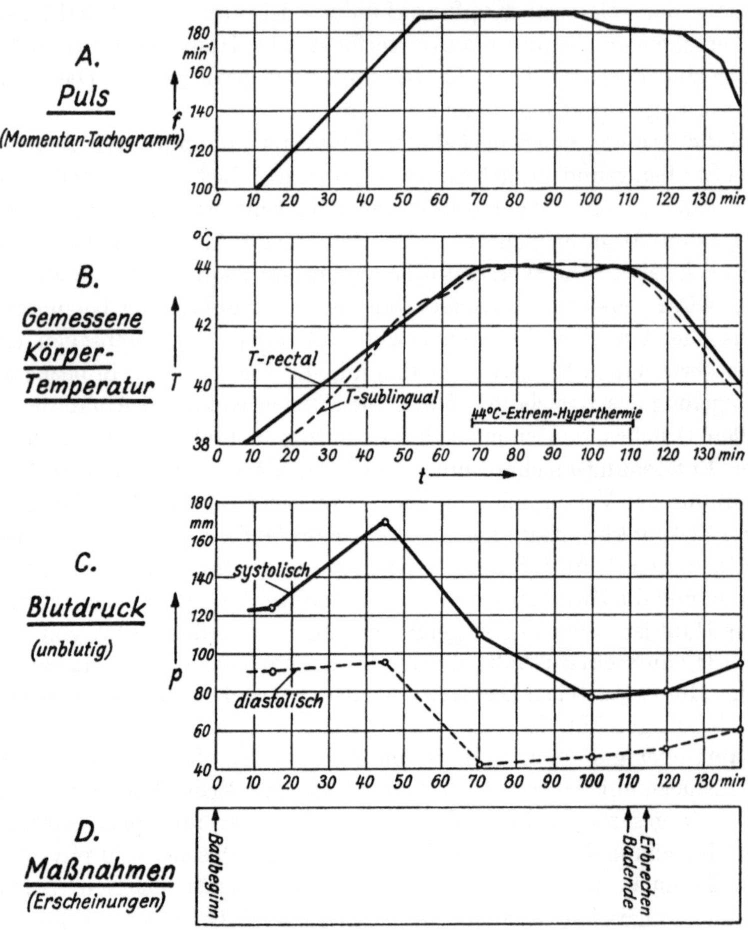

Abb. 5. Meßwerte im Hyperthermieversuch am Patienten

wärmung als tumorzerstörend erkannte Temperaturhöhe und -dauer auch bei einer Gesamtkörperüberwärmung des Menschen erreicht werden kann und mit dem Leben vereinbar ist.

Wir wollen jedoch nicht verheimlichen, daß wir bei den fast immer älteren Krebskranken unsere Überwärmungsbemühungen meistens bei Körperkerntemperaturen um 42° C und etwas darüber abbrechen mußten, weil uns die Kreislaufsituation zu unsicher erschien und im EKG Hypoxiezeichen der Herzmuskulatur auftraten (Abb. 6–8), die sich in der Folge als reversibel erwiesen. In diesen Fällen ist es unser Bestreben, die Überwärmungsdauer entsprechend zu verlängern oder bei einigen Kranken in direktem Zusammenhang mit der Überwärmung Cytostatica zu verabreichen in der Hoffnung, daß diese sich ähnlich wie in Tierversuchen

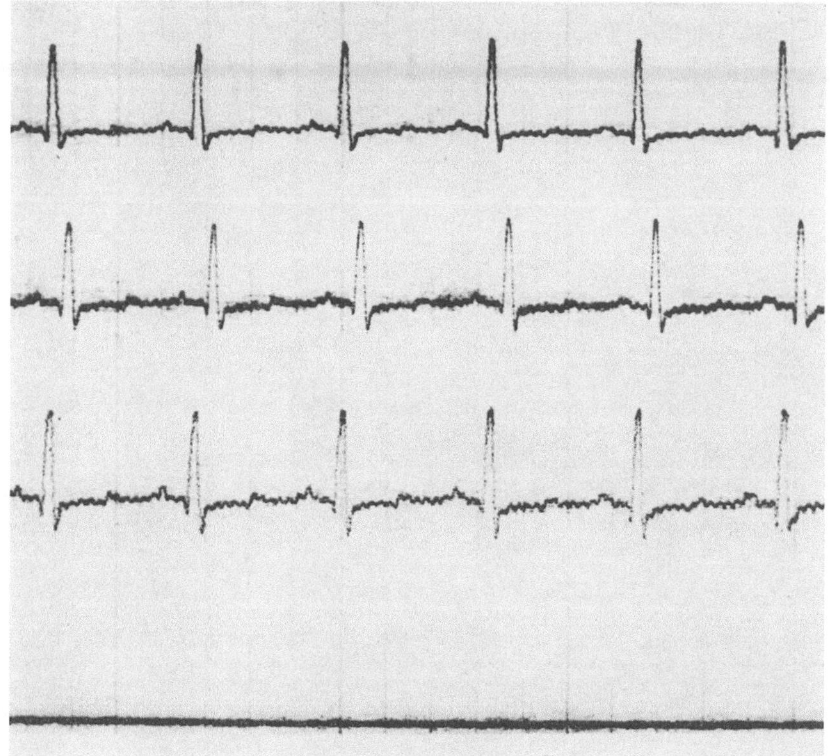

Abb. 6. Überwärmungs-EKG

mit lokaler Überwärmung bei allgemeiner Unterkühlung nach SHINGLETON [*10*] (C-markierter Stickstoff-Lost) in den malignen Tumoren dreifach konzentriert gegenüber dem gesunden Umgebungsgewebe anreichern. Es handelt sich bei diesem Vorgehen um unsere ersten tastenden Versuche, zu einer wirklichen Mehrschritt-Therapie überzugehen.

Über die klinische Wirkung der Ganzkörper-Extrem-Hyperthermie auf maligne Tumoren können wir verständlicherweise noch keine Aussagen machen, die sich verallgemeinern ließen. Deshalb sollen nur einige Einzelbeobachtungen positiver Art skizziert werden.

Bei einem 48jährigen Patienten sahen wir ausgedehnte, histologisch nachgewiesene Melanosarkommetastasen (Abb. 9) innerhalb von 6 Wochen von Kindskopf- auf Hühnereigröße zurückgehen. Obwohl bei erneuter Probeexcision zu diesem Zeitpunkt histologisch noch ein inzwischen amelanotisch gewordenes Melanosarkom nachweisbar war, verschwanden die Restdrüsen im Laufe der nächsten vier Wochen voll-

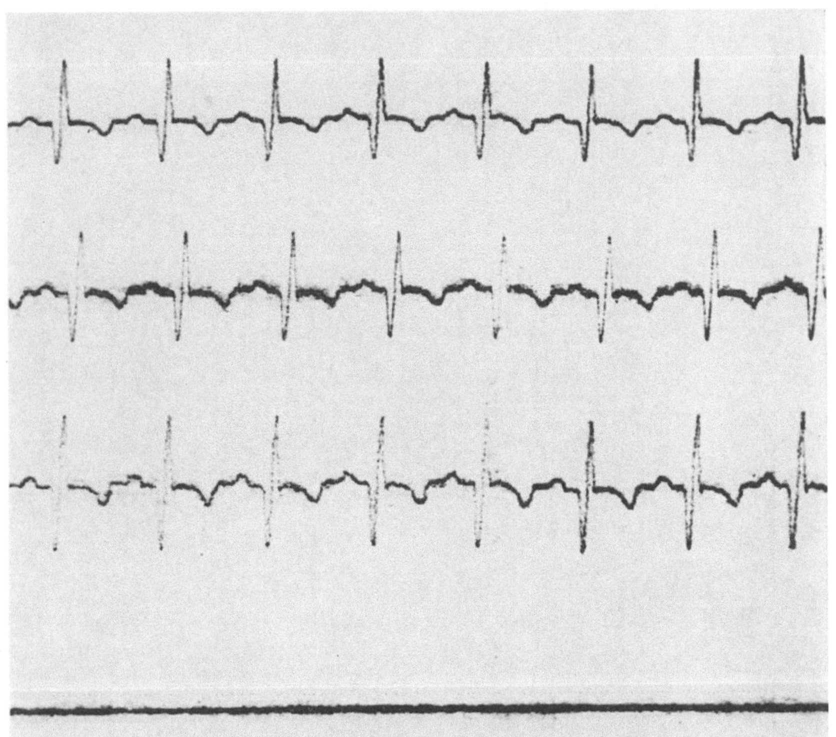

Abb. 7. Beispiel eines Überwärmungs-EKG

kommen. Der Patient wird jetzt über ein halbes Jahr von uns beobachtet. Er fühlt sich gesund und arbeitet. Für Drüsenrezidive und andere Metastasen haben wir zur Zeit keinen Anhaltspunkt (Abb. 10).

Sarkome scheinen unter der Wärmeeinwirkung sehr zur nekrotischen Einschmelzung zu neigen. Wir konnten das besonders eindrucksvoll an einem kindlichen Ewing-Sarkom beobachten, bei dem die ursprünglich vollkommen als solide imponierenden multiplen Tumoren schon nach zweimaliger Überwärmung zu fluktuieren begannen. Die Tatsache, daß dieser Patient eine Woche später nach fieberhaftem Krankheitsverlauf ad exitum kam, läßt den Gedanken aufkommen, es könne hierbei eine Autointoxikation durch den klinisch offensichtlichen Tumorzerfall eine besondere Rolle gespielt haben. Auch unser zweiter Todesfall unter insgesamt jetzt 48 mit Überwärmung behandelten inkurablen Krebspatienten betrifft eine Sarkomkranke.

Auch bei einem Coecal-Carcinom kam es zur Einschmelzung und Abszeßbildung, die uns zur Incision und Abszeßentleerung zwang. Heute

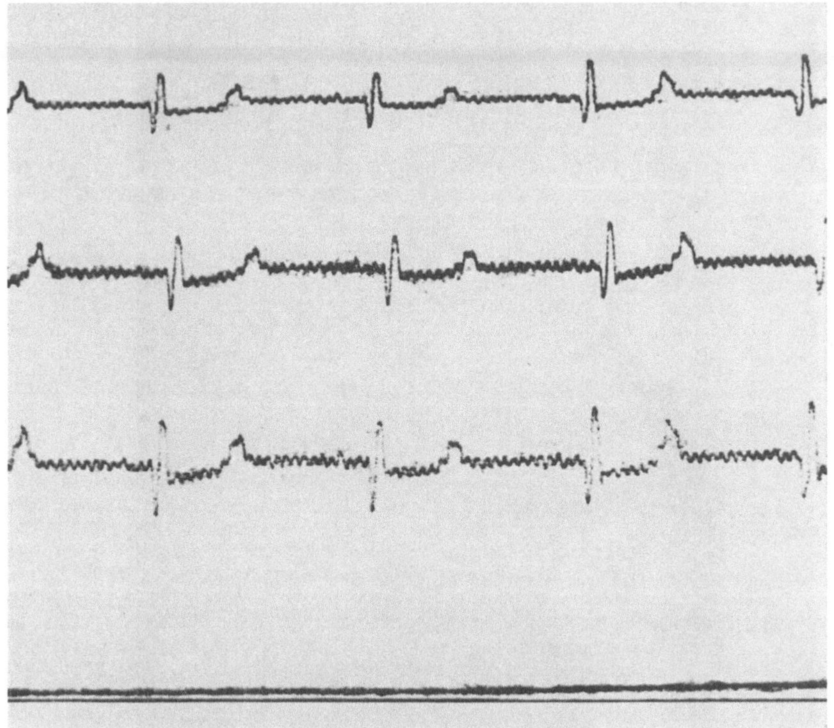

Abb. 8. Beispiel eines Überwärmungs-EKG

besteht bei der Patientin eine Restfistel ohne Darmkommunikation, aus der sich Nekrosen entleeren. Das Carcinom ist in diesem Falle jedoch nicht restlos beseitigt, wie wir aus histologisch untersuchtem Material aus der Abszeßhöhlenwand entnehmen mußten.

Klinisch eindrucksvoll war der Verlauf bei einigen Kranken mit einem ausgedehnten Hautrezidiv nach Operation und Bestrahlung eines Mammacarcinoms im Sinne eines Cancer en cuirasse. Die in ihrer Atmung schwerstens behinderten Kranken gaben schon nach wenigen Überwärmungen eine erhebliche Erweichung der Thoraxhaut an, welche wieder normale Atemexkursionen zuließ. Ihr Allgemeinzustand einschließlich Senkung und Blutbild normalisierte sich praktisch. Der Appetit und das Gewicht nahmen zu. Trotzdem fand der Pathologe bei wiederholten Probeexcisionen noch Carcinomzellen, auch in kleinen Verbänden, die jedoch anscheinend wesentlich zerstreuter im Gewebe lagen

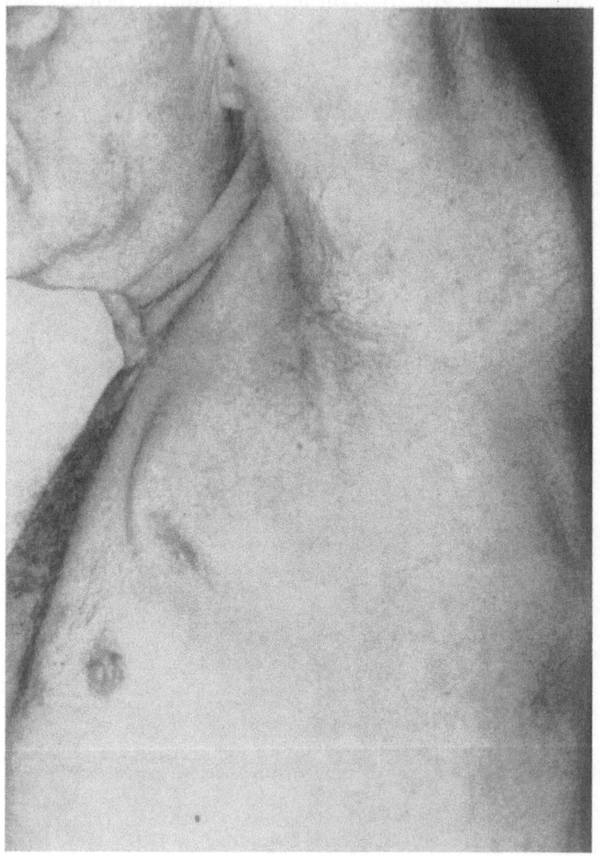

Abb. 9. Melanosarkommetastase vor Überwärmungstherapie

als vor Beginn der Überwärmung. Das weitere Schicksal dieser Kranken ist bei diesem Verlauf natürlich noch nicht völlig klar.

Fassen wir unsere ersten klinischen Beobachtungen in bezug auf die Ganzkörper-Extrem-Hyperthermie und ihre Wirkung auf maligne Geschwülste zusammen, so müssen wir vorerst feststellen, daß es in der nun hinter uns liegenden ersten Phase unseres Forschungsvorhabens lediglich unser Anliegen war, orientierend zu untersuchen, ob es prinzipiell möglich ist, den menschlichen Körper im Ganzen auf Temperaturen zu erwärmen, die nach tierexperimentellen Beobachtungen zu urteilen, vielleicht maligne Tumoren und ihre Metastasen selektiv schädigen oder auch zerstören können. Diese Frage kann heute positiv beantwortet werden. Eine Ganzkörperüberwärmung auf 44° C für eine halbe Stunde ist unter günstigen

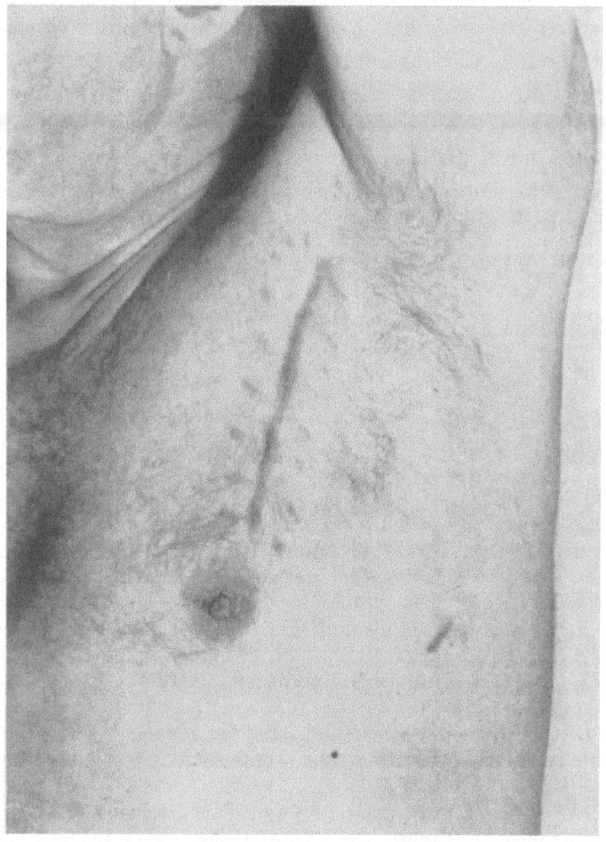

Abb. 10. Derselbe Patient, nach Hyperthermiebehandlung mit nachfolgender Excision der stark verkleinerten Metastase

Bedingungen möglich und mit dem Leben vereinbar. Das Hauptrisiko im Ablauf des Überwärmungsvorganges liegt in einer Störung der peripheren Kreislaufregulation, die im allgemeinen bei Körperkerntemperaturen oberhalb 42,5° C einsetzt. Sie ist charakterisiert durch ein Absinken des arteriellen und Ansteigen des venösen Druckes, läßt sich mit Hilfe physikalischer Maßnahmen auch bei langsam weiter steigenden Temperaturen beherrschen und ist, solange eine gewisse Grenze, die noch nicht genau definiert werden kann, nicht überschritten wird, vollkommen reversibel.

Daß maligne Tumoren des Menschen durch Wärmeeinwirkung allein im Sinne der Tumorschädigung beeinflußt werden können, ist sicher. Wie weit diese Tumorschädigung getrieben werden kann und welchen Gesetzmäßigkeiten sie unterliegt, wird von uns zur Zeit untersucht.

Diese Erkenntnisse bilden die Grundlage für die Fortführung unserer Arbeiten. Es ist jetzt notwendig, in systematischer Grundlagenforschung die Pathophysiologie der hohen Körperkerntemperaturen zu klären mit dem Ziel, Methoden auszuarbeiten, die es erlauben, auch ältere und kreislaufgeschädigte Kranke einer therapeutisch wirksamen Überwärmung zuzuführen. Eine zweite Aufgabe besteht darin, nach Methoden zu suchen, mit deren Hilfe auch geringere Temperaturen zum Ziele führen. In dieser Beziehung bietet sich in erster Linie die Chemotherapie an. Die Ganzkörper-Extrem-Hyperthermie wäre dann der erste Schritt im Rahmen der von v. Ardenne [*1*] inaugurierten Mehrschritt-Chemotherapie.

Literatur

[*1*] v. Ardenne, M.: In-vitro-Messungen als Grundlage der Krebs-Mehrschritt-Chemotherapie. Naturwissenschaften **52**, 419 (1965).

[*2*] Crile, G., jr.: Heat as an adjunct to the treatment of cancer. Cleveland Clin. Quart. **28**, 75 (1961).

[*3*] Doyen, E.: Traitement local des cancers accessibles par l'action de la chaleur au dessus de 55°. Rev. Thér. méd.-chir. **77**, 577 (1910).

[*4*] Goetze, O.: Örtliche homogene Überwärmung gesunder und kranker Gliedmaßen. Dtsch. Z. Chir. **234**, 625 (1932).

[*5*] Guigini, F.: Conclusioni sui risultati della malaria terapia in alcuni casi di tumore maligno. Policlinico, Sez. prat. **72**, 197 (1965).

[*6*] Lampert, H.: Überwärmung als Heilmittel. Stuttgart: Hippokrates-Verlag 1948.

[*7*] Müller, C.: Die Krebskrankheit und ihre Behandlung mit Röntgenstrahlen und hochfrequenter Elektrizität resp. Diathermie. Strahlentherapie **2**, 170 (1913).

[*8*] Selawry, O.: in H. Lampert-O. Selawry, Körpereigene Abwehr und bösartige Geschwülste. 1. Tagung 1956. Ulm: Haug Verlag 1957.

[*9*] Shingleton, W. W.: Selective heating and cooling of tissue in cancer chemotherapie. Ann. Surg. **156**, 408 (1962).

[*10*] Vollmar, H.: Über den Einfluß der Temperatur auf normales Gewebe und auf Tumorgewebe. Z. Krebsforsch. **51**, 71 (1941).

C.

Wissenschaftliche Sitzung am Sonnabend, den 25. 9. 1965

Symposion über aktuelle Probleme aus dem Gebiet der Cancerologie

Moderator: G. Wagner

Functions of the Cancer Cell[1]

By

Charles Huggins

Cancer is not a growth of lawless cells; laws govern the survival and growth of malignant cell and these it is forced to obey. This paper is concerned with concepts of function of the cancer cell. Some of these ideas have led to control and cure of advanced cancers of man and the animals.

It would appear that cancer is a cell which has suffered a special sort of alteration in the genome leading to a false genetic code. This is the leitmotiv in the observations to be described which leads through the labyrinth like the golden thread of Ariadne. Precise identification of the lesions in desoxyribonucleic acid is one of the noblest and most urgent tasks of cancer research at the present time.

These specific lesions of genome can be caused by any of a number of kinds of injury including tissue culture, irradiation, viruses, hormones, aromatics and others. The lesions cannot be too extensive else the injured cell will die. The initial lesion causing cancer can be followed by others which result in escalation in the grade of its malignancy; in this way cancers can lose the property of hormone-dependence as I shall prove in this paper. The end result of the selective lesions is a cell characterized by altered growth rate accompanied by a decline but never complete loss of its distinctive physical and chemical functions. Compared to normal cell of origin, the rate of growth of its malignant derivative is increased in most cases but it can be retarded. Among the outstanding properties of cancer cells in living organisms is their propensity to infiltrate adjacent tissues and to metastasize.

Let us examine some of the characteristic functions of the cancer cell.

Lack of Contact Inhibition

This is the observation of Abercrombie (1961) and explains infiltration of malignant growths into normal tissue of living creatures.

[1] The work was aided by grants from Jane Coffin Childs Memorial Fund for Medical Research and American Cancer Society.

Normal fibroblasts seeded on a glass surface in tissue culture move predominantly out of the explant. When normal diploid fibroblasts collide, cell movement in the forward direction stops; the cells do not heap up but they form a monolayer; it is evident that an interaction has occurred and this is designated contact inhibition. In the monolayer resulting when diploid cells become confluent, the growth rate of the cells decreases markedly. In consequence an upper limit is set for the population of a given diploid cell culture which is not determined by the properties of the medium.

The growth of sarcoma is quite different. When sarcoma cell runs head on into fibroblasts it continues its motion unimpeded, moving over or through the normal cells; the malignant cells pile up instead of forming a monolayer.

It is well established that heteroploidy and progression to malignancy frequently, perhaps always, occur in tissue culture. Tissue culture is carcinogenic. Levine et al. (1965) found that human cell lines in which contact inhibition of growth is not operative (in general, heteroploid cells) form multilayered sheets in stationary culture and attain population densities up to ten times those of human diploid cells. Further, Levine et al. showed that in cultures of human diploid fibroblasts the rates of synthesis of DNA, RNA and protein per cell are progressively depressed as the culture becomes confluent, and that the decreases are associated with the disappearance of most of the free cytoplasmic polyribosomes. The changes are completely and rapidly reversed on subdivision of the culture.

Decreased Cohesiveness

Coman (1944) found that squamous carcinoma cells (lip and cervix) can be pulled apart one from another with ease; this was easily demonstrated by traction with needles under microscopic examination. The lack of mutual adhesiveness is a factor in metastasis.

Characteristic Metabolism

In a penetrative study Warburg discovered a metabolic characteristic of malignant tumor cells which represents one of their most distinctive qualities, namely, a high rate of formation of lactic acid both in presence and absence of oxygen. Cancer cells grow as facultative anaerobes. „Die Krebszellen und die Krebszellen *alleine* leben und wachsen im Körper anaerob" (Warburg 1965).

In one of the most important discoveries in research on cancer it was stated by Warburg (1924): „Es ist, wie wir glauben, die wichtigste Tatsache, die wir in bezug auf den Stoffwechsel des Carcinomgewebes gefunden haben, daß Carcinomgewebe sich nicht verhält wie der Muskel oder der Pasteursche Mucor, sondern wie die Hefe. Bringen wir den Tumor aus Stickstoff, in dem er Zucker spaltet, in Sauerstoff, so sinkt zwar die Glykolyse, verschwindet aber nicht, sondern bleibt zum größten Teil bestehen. In Stickstoff bildet der Tumor pro Stunde im Mittel 31 mm^3, in Sauerstoff 25 mm^3 Extrakohlensäure."

Under anaerobic conditions all normal cells, including those of the embryo, show some glycolysis but practically none when oxygen is present while the glycolytic power of tumor cells is only slightly decreased in the presence of oxygen. In absence of O_2, lactic acid formation in cancer cells persists for days without diminution. The Warburg effect results because of a change from normal to cancer phenotype in the malignant cell.

The findings of Warburg on metabolism of tumor cells *in vitro* are also valid for *in vivo* conditions. Cori and Cori (1925) studied the chemistry of blood from both axillary veins of a chicken in which Rous sarcoma had been inoculated in one wing: "If a tumor was growing on one wing, the blood that had passed through the tumor contained, as an average, 23 mg less of sugar and 16.2 mg more of lactic acid than the blood that had passed through the tissues of the normal wing."

Aisenberg and Morris (1961) injected a derivative of 2-aminofluorene into rats and a tumor of liver (Hepatoma 5123) with special properties was evoked. Hepatoma 5123 resembles normal liver cells in levels of certain enzymes and it has been designated a minimum deviation tumor. Hepatoma 5123 is an unusual neoplasm insofar as it has a sluggish uptake of glucose and lactic acid is produced at very low rates. Hepatoma 5123 resembles a benign tumor in its morphology and its indolent rate of growth. Elwood et al. (1963) found that the level of hexokinase in this tumor was about one-fourth that of normal rat liver; upon addition of hexokinase to a flask containing slices of Hepatoma 5123 the uptake of glucose was enhanced considerably and aerobic glycolysis rose to the level which Warburg had found to be distinctive of cancer. The most reasonable explanation of these facts is that the lesion induced by the aromatic in the genome led to an unusual defect in the phenotypic expression of hexokinase, in addition to the usual lesions responsible for aerobic glycolysis.

Abnormal Protein Synthesis by Cancer Cell

If cancer is the result of a specific alteration in the genome which leads to a false genetic code it is required that protein synthesis shall differ from that in the cell of origin. Confirmation of this prediction comes from experiments on transplantation of tumors, from immunochemistry and from presence of hormones in "nonendocrine tissue". There are other examples.

For many years it has been known Rous sarcoma of chickens and certain tumors of rodents can be transplanted to their respective congeners without eliciting either the characteristic lymphocytic immune response or rejection.

According to the concept of GREEN (1954) "all neoplastic cells lack one or more substances (probably protein complexes or their related enzyme systems) which confer tissue and individual identity on the cell". Experimental confirmation of this theory was achieved by WEILER (1956). Antisera were prepared by immunizing rabbits with microsomes of normal rat liver and the sera were coupled with fluorescein: by histoserologic methods it was determined that in induced carcinomas of rat liver the specific hepatic antigen of normal rat is no longer demonstrable. WEILER fed the carcinogen 4-dimethylaminoazobenzene to rats and made the important discovery that in liver the specific liver-cell antigen is eliminated gradually and continuously and not as a sudden event. BALDWIN (1964) found that at least five protein components of the normal cell are eliminated from rat hepatoma while the concentration of one cell-sap antigen was increased fourfold in the tumor.

Many well-documented cases have appeared in medical literature of hyperadrenocorticism associated with cancers of lung or other "nonendocrine" tissues (lit. LIDDLE 1965). It has been shown that plasma (CHRISTY 1961) and tumors (HOLUB and KATZ 1961; MEADOR et al. 1961) of such patients contain a substance which, in its biologic activity, is indistinguishable from that of adrenocorticotrophic hormone (ACTH).

Specific Hormone-Responsiveness of Cancers

Hormones, or synthetic substances exerting physiologic effects similar thereto, are of crucial significance for growth of seven hormone-dependent tumors of man and the animals (HUGGINS 1965). Two opposite sorts of change of hormonal status can induce regression of such cancers: a) deprivation of essential hormones; b) hormone-interference with large amounts of critical compounds.

The studies of HUGGINS and HODGES (1941) on cancer of the prostate showed that there is a fundamental difference between normal and malignant target cells in their response to the withdrawal of supporting hormones.

In castrate but otherwise normal male rats the prostatic epithelial cell is small, has a low metabolic rate and does not secrete. When testosterone is administered the cell enlarges, its metabolism increases and the cell secretes. All of these processes regress when testosterone is withheld. But the normal cell does not die when it is deprived of testosterone – it merely shrivels. The cycle of growth and atrophy can be repeated scores of times in the life of the animal. Hormones catalyze metabolic processes in the normal cell but are not critical in maintaining its life.

Hormone-dependent cancers are utterly different. These do not possess the ability to participate in growth cycles. HUGGINS and HODGES administered testosterone to previously untreated patients with cancer of the prostate and the activity of the neoplasm was greatly accelerated. Conversely, when the natural source of testosterone was removed by bilateral orchiectomy the cancers regressed; the hormone-dependent malignant cells did not survive. In hormone-dependent cancers of all sorts, prostatic and others, the supporting hormones are of paramount and cardinal significance for the life of the malignant cell and the cell dies in their absence.

HUGGINS and CLARK (1940) found that administration of estrogenic substances resulted in a profound decrease in the size of prostatic tumors of dogs. Similarly estrogens caused a regression of prostatic cancer in man. In fact diethylstilbestrol was the first synthetic compound to control cancer and our findings were the start of chemotherapy of cancer.

Control of cancer by hormone-interference was first evident in the experiments of HEILMAN and KENDALL (1944) who administered large amounts of cortisone to mice bearing a transplanted lymphosarcoma. Dramatic regression of the tumors was observed in many animals but in most of the cases it was only temporary. However, a small proportion of the mice were cured by corticosteroids.

A second example of cure of cancer hormone-interference was described by HUGGINS, MOON and MORII (1962) and by HUGGINS and YANG (1962). Mammary carcinoma was induced in rats which were then treated for a limited time with large amounts of estradiol-17β *plus* progesterone. This combination of hormones excited such exuberant growth of normal mammary cells that breast resembled that of rats late in pregnancy; nevertheless many of the mammary cancers were completely extinguished and 52% of the rats were free from cancer six months after steroids had been discontinued.

LANDAU, EHRLICH and HUGGINS (1962) found that a combination of 50 mg of progesterone and 5 mg of estradiol benzoate injected intramuscularly each day induced measurable and clinically worth-while improvement in 9 of 15 patients with disseminated mammary cancer very late in its course. Benefit was usually obtained in patients in whom other forms of endocrine therapy such as adrenalectomy with oophorectomy had previously caused tumor regression.

Escalation in Grade of Malignancy

Two experiments now to be described demonstrate that hormone-dependent cancers can become independent with passage of time in living hosts. In brief, hypophysectomy was found to be more effective in extinguishing early mammary cancers in the rat than those in a late stage.

Mammary glands of young adult female rats of Sprague-Dawley strain stand in the forefront of cells of living creatures in their susceptibility to induction of cancer by irradiation or aromatic hydrocarbons and also in the speed with which the tumors become manifest (HUGGINS, FORD and JENSEN 1965). Mammary cancer can be induced with extreme simplicity and the tumors emerge rapidly.

Under simple conditions intravenous injection of a lipide emulsion of 7,12-dimethylbenz(a)anthracene (7,12-DMBA) in young normal female rats of a special strain invariably evokes mammary cancers which are multiple and of palpable size within a few weeks. All of the rats have mammary cancers which easily can be detected by microscopic examination 15 days after an injection of 7,12-DMBA. Pituitary or ovaries were removed at 21 days when every rat has early mammary cancer, albeit of minute size. Necropsy was performed 14 weeks after the first injection of 7,12-DMBA.

The results are shown in Table 1. All of the control rats developed mammary cancer; 55 cancers were found in 10 rats in this category. In a group subjected to ovariectomy 17 mammary cancers were found in 8 rats; in 2 rats cancers were not detected at necropsy since they had been extinguished. In animals subjected to hypophysectomy, only 1 cancer was found in the entire group of 11 rats. Therefore, when hypophysectomy

Table 1. *Influence of ovariectomy or hypophysectomy on incidence of mammary cancer*

Female rats were injected i. v. with 0.4 ml of lipide (15%) emulsion containing 2 mg of 7,12-DMBA at age 50, 53 and 56 days; 3 weeks after first injection groups of rats were subjected to ovariectomy or hypophysectomy or no treatment. Necropsy was performed 14 weeks after first injection; mammary cancers detected at necropsy are designated active centers.

Procedure	No. rats	Rats with cancer	Appearance of palpable cancers (days)			Active centers mean
			range	median	mean	
None: controls	10	10	24—46	35	34.1 ± 7	5.5
Ovariectomy	10	8	38—92	50	59.8 ± 22	2.1
Hypophysectomy	11	1	107	—	—	1

±, Standard deviation of mean.

was performed in rats bearing early mammary carcinoma, instead of an expected 50 *plus* cancers in a group of 11 rats only 1 cancer (2%) was found.

The results were distinctly less favorable when hypophysectomy was performed in rats bearing mammary cancer of large size. In a second experiment a group of rats was injected with 7,12-DMBA as in Table 1. After 70 days, 8 rats had 49 palpable cancers, many of them large; now the pituitary was removed from each animal. Necropsy was performed 7 weeks after hypophysectomy and the 8 rats had 18 cancers; the yield of surving cancers was 37% of the number present before hypophysectomy.

The experiments prove: 1) nearly all of the hydrocarbon-induced mammary cancers in rat are hormone-dependent soon after their inception; 2) many cells become independent with continued growth. The degree of their malignancy had escalated with time.

Conclusions

The cause of cancer is consistent with specific injury to the genome of a cell causing a false genetic code.

Distinctive properties of cancer cells are loss of contact inhibition, decrease of cohesiveness, abnormal cell proteins, characteristic metabolism consisting of fermentation in presence of oxygen. Certain cancers are hormone-dependent and in these tumors the supporting hormones are of cardinal importance in maintaining the life of the cell since in their absence the cancer cell dies. But hormones are never critical for life of *normal* hormone-dependent cell.

Hormone-dependent cancers in the living organism can become independent with passage of time; the degree of their malignancy has been escalated.

References

[1] Abercrombie, M.: Behaviour of normal and malignant connective tissue cells in vitro. Canadian Cancer Conference. New York: Academic Press **4**, 101 (1961).

[2] Aisenberg, A. C., and H. P. Morris: Energy pathways of hepatoma No. 5123. Nature (Lond.) **191**, 1314 (1961).

[3] Baldwin, R. W.: Modification of cell antigens during aminoazo dye carcinogenesis in rat liver. Brit. J. Cancer **18**, 285 (1964).

[4] Christy, N. P.: Adrenocorticotropic activity in the plasma of patients with Cushing's syndrome associated with pulmonary neoplasms. Lancet **1961** I, 85.

[5] Coman, D. R.: Decreased mutual adhesiveness, a property of cells from squamous cell carcinomas. Cancer Res. **4**, 625 (1944).

[6] Cori, C. F., and G. T. Cori: The carbohydrate metabolism of tumors. II. Changes in the sugar, lactic acid, and CO_2-combining power of blood passing through a tumor. J. biol. Chem. **65**, 397 (1925).

[7] Elwood, J. C., Y. C. Lin, V. J. Cristofalo, S. Weinhouse, and H. P. Morris: Glucose utilization in homogenates of the Morris hepatoma 5123 and related tumors. Cancer Res. **23**, 906 (1963).

[8] Green, H. N.: An immunological concept of cancer: A preliminary report. Brit. med. J. **1954** II, 1374.

[9] Heilman, F. R., and E. C. Kendall: The influence of 11-dehydro-17-hydroxycorticosterone (compound E) on the growth of a malignant tumor in the mouse. Endocrinology **34**, 416 (1944).

[10] Holub, D. A., and F. H. Katz: A possible etiologic link between Cushing's disease and visceral malignancy. Clin. Res. **9**, 194 (1961).

[11] Huggins, C.: Propositions in hormonal treatment of advanced cancers. J. Amer. med. Ass. **192**, 1141 (1965).

[12] —, and P. J. Clark: Quantitative studies of prostatic secretion. II. The effect of castration and of estrogen injection on the normal and on the hyperplastic prostate glands of dogs. J. exp. Med. **72**, 747 (1940).

[13] — E. Ford, and E. V. Jensen: Carcinogenic aromatic hydrocarbons: Special vulnerability to rats. Science **147**, 1153 (1965).

[14] —, and C. V. Hodges: Studies on prostatic cancer. I. The effect of castration, of estrogen and of androgen injection on serum phosphatases in metastatic carcinoma of the prostate. Cancer Res. **1**, 293 (1941).

[15] — R. C. Moon, and S. Morii: Extinction of experimental mammary cancer. I. Estradiol-17 β and progesterone. Proc. nat. Acad. Sci. (Wash.) **48**, 379 (1962).

[16] —, and N. C. Yang: Induction and extinction of mammary cancer. Science **137**, 257 (1962).

[17] Landau, R. L., E. N. Ehrlich, and C. Huggins: Estradiol benzoate and progesterone in advanced human breast cancer. J. Amer. med. Ass. **182**, 632 (1962).

[18] Levine, E. M., Y. Becker, C. W. Boone, and H. Eagle: Contact inhibition, macromolecular synthesis, and polyribosomes in cultured human diploid fibroblasts. Proc. nat. Acad. Sci. (Wash.) **53**, 350 (1965).

[19] Liddle, G. W., J. R. Givens, W. E. Nicholson, and D. P. Island: The ectopic ACTH syndrome. Cancer Res. (in press).

[20] Meador, C. K., D. P. Island, W. E. Nicholson, J. G. Nuckton, C. P. Lucas, J. A. Luetscher, and G. W. Liddle: Severe Cushing's syndrome apparently due to corticotropin secreting oat cell carcinoma. Proc. of the Endocrine Society 1961, Abstract p. 162.

[21] Warburg, O., K. Gawehn, A. W. Geissler, D. Kayser u. S. Lorenz: Experimente zur Anaerobiose der Krebszellen. Klin. Wschr. **43**, 289 (1965).

[22] — K. Posener u. E. Negelein: Über den Stoffwechsel der Carcinomzelle. Biochem. Z. **152**, 308 (1924).

[23] Weiler, E.: Die Änderung der serologischen Spezifität von Leberzellen der Ratte während der Cancerogenese durch *p*-Dimethylaminoazobenzol. Z. Naturforsch. **11** b, 31 (1956).

Die experimentelle Syncarcinogenese

Von

D. Schmähl

Das Zusammenwirken mehrerer carcinogener Substanzen bei der Provokation eines Tumors wird als „Syncarcinogenese" (K. H. Bauer [*1*]) bezeichnet. Bei den durch exogene Noxen bedingten menschlichen Geschwülsten ist im Regelfall anzunehmen, daß sie nicht durch *ein* stark wirksames Carcinogen ausgelöst werden, sondern durch mehrere, die möglicherweise jedes für sich nur eine schwache Wirkung haben und gleichzeitig oder nacheinander einwirken. Dadurch könnte es zu einer Addition der einzelnen Wirkungen kommen. Der Mechanismus einer solchen Syncarcinogenese war bisher in quantitativer toxikologischer Hinsicht noch nicht untersucht worden. Deswegen haben wir uns mit dieser Frage experimentell beschäftigt.

Zunächst haben wir (Schmähl, Thomas u. König [*5*]) untersucht, ob eine Syncarcinogenese zu beobachten ist, wenn resorptiv wirkende chemische Verbindungen mit *unterschiedlicher Struktur, aber gleicher Organotropie* der cancerogenen Wirkung gleichzeitig an Ratten oral verabreicht werden. Wir wählten dazu die Leberkrebs erzeugenden Substanzen 4-Dimethylamino-azobenzol und Diäthylnitrosamin. Im Kombinationsversuch benötigten wir dabei zur Krebserzeugung jeweils nur 66% von derjenigen mittleren Gesamtdosis (D_{50}), die bei alleiniger Zufuhr der Substanzen benötigt wurden. Entsprechend waren die Induktionszeiten verkürzt. Die gefundenen Differenzen waren statistisch hoch signifikant ($p < 0{,}01$). Es liegt also eine Syncarcinogenese vor. Zu einem ähnlichen Ergebnis war Nakahara [*4*] bei gleichzeitiger Applikation verschiedener lokal wirkender cancerogener Kohlenwasserstoffe gekommen.

In einer anderen Versuchsreihe war zu prüfen, ob auch dann synergistische Effekte nachweisbar sind, wenn ein resorptiv wirkendes Carcinogen mit definierter Organotropie zusammen mit solchen Stoffen gegeben wird, die selbst nicht carcinogen, wohl aber toxisch auf das Erfolgsorgan wirken. Wir wählten dazu wiederum das Lebercarcinogen Diäthylnitrosamin sowie Äthylalkohol und Tetrachlorkohlenstoff, deren hepatotoxische Wirkungen gut bekannt sind. Die wiederum an Ratten durchgeführten

Versuche ergaben bei den meisten Anordnungen keine Hinweise auf eine Syncarcinogenese. Lediglich bei derjenigen Gruppe, in der Diäthylnitrosamin und CCl_4 so hoch dosiert wurden, daß die cirrhogene Wirkung beider Verbindungen manifest werden konnte, verringerte sich die D_{50} des Nitrosamins gegenüber derjenigen D_{50}, die bei alleiniger Gabe der Substanz ermittelt worden war [*7*].

Bei gleichzeitiger oraler Applikation des bei Ratten Gehörgangskrebs erzeugenden 4-Dimethylamino-stilben und des Leberkrebs erzeugenden Diäthylnitrosamin waren syncarcinogene Effekte nicht zu beobachten [*8*]. Das gleiche Ergebnis erhielten wir [*9*] nach Exposition unserer Ratten mit Röntgenstrahlen in Form von Ganzkörperbestrahlungen in Kombination mit Diäthylnitrosamin oder mit 4-Dimethylamino-diphenyl, das zu Darm- und Brustkrebs führt. Demnach liegt weder eine Syncarcinogenese vor, wenn resorptiv wirkende chemische Carcinogene mit *unterschiedlicher Organotropie* noch wenn *chemische Carcinogene und physikalische Carcinogene* (Röntgenstrahlen) zusammen auf die Tiere einwirken. Im Falle der Kombination von Röntgenstrahlen mit chemischen Carcinogenen waren Diener [*7*], Schoenthal und Bensted [*10*] sowie Lacassagne [*3*] zu dem gleichen Ergebnis gekommen.

Eine letzte Versuchsanordnung sollte prüfen, wie die Krebsentstehung bei gleichzeitiger Applikation von lokal und resorptiv wirkenden chemischen Carcinogenen verläuft. Dafür wurden Mäuse mit dem lokal wirkenden Kohlenwasserstoff 9,10-Dimethyl-1,2-benzanthracen (Hauttropfung) behandelt. Im Kombinationsversuch brachten wir auf die Tropfungsstelle zusätzlich das bei dieser Tierart zu malignen „Blutcysten" der Leber und zu Lungentumoren führende Urethan auf. Im Vergleichsversuch wurde nur Urethan auf die Haut getropft. Eine Syncarcinogenese war nicht nachweisbar; das lokal wirkende Carcinogen beeinflußte die Effekte des resorptiv wirkenden ebensowenig wie das resorptiv wirkende die des lokal wirkenden [*6*].

Unsere Versuche haben bei den untersuchten Modellbeispielen nur dann eine Syncarcinogenese ergeben, wenn die applizierten cancerogenen Substanzen über die gleiche Organotropie und Cytotropie der Wirkung verfügen. Dieses Ergebnis, das mit toxikologischer Methodik gewonnen wurde, bestätigt erneut auf anderem Wege die Erfahrungen der Pathologie und Klinik über die zentrale Bedeutung der Zelle bei der Krebsentstehung. Weitere bei uns angesetzte Versuche werden klären müssen, ob sich eine Syncarcinogenese auch dann nachweisen läßt, wenn mehrere cancerogene Substanzen mit gleicher Organotropie, jede für sich aber nur in „unterschwelliger" Dosierung, gleichzeitig gegeben werden. Derartige Versuche versprechen neben ihrer praktischen Bedeutung weitere Erkenntnisse über die Dosis-Wirkungsverhältnisse bei der Krebserzeugung durch exogene chemische Noxen.

Literatur

[1] BAUER, K. H.: Das Krebsproblem. Berlin-Göttingen-Heidelberg: Springer-Verlag 1963.

[2] DIENER, E.: Die Beeinflussung der Cancerogenese durch Anwendung ionisierender Strahlen während der Embryonalentwicklung. Z. Krebsforsch. **65**, 607 (1963).

[3] LACASSAGNE, A.: Does irradiation of the liver modify the butter yellow induced carcinogenic process? Acta Un. int. Cancr. **20**, 573 (1964).

[4] NAKAHARA, W.: Critique of carcinogenic mechanism. Progr. exp. Tumor Res. (Basel) **2**, 158 (1961).

[5] SCHMÄHL, D., C. THOMAS und K. KÖNIG: Experimentelle Untersuchungen zur „Syncarcinogenese". 1. Mitteilung. Versuche zur Krebserzeugung an Ratten bei gleichzeitiger Applikation von Diäthylnitrosamin und 4-Dimethylaminoazobenzol. Z. Krebsforsch. **65**, 342 (1963).

[6] — C. THOMAS und H. BRUNE: Experimentelle Untersuchungen zur Syncarcinogenese. 2. Mitteilung. Versuche zur Krebserzeugung bei Mäusen bei gleichzeitiger Applikation von Urethan und 9,10-Dimethyl-1,2-benzanthracen. Z. Krebsforsch. **66**, 297 (1964/65).

[7] — C. THOMAS, W. SATTLER und G. F. SCHELD: Experimentelle Untersuchungen zur Syncarcinogenese. 3. Mitteilung. Versuche zur Krebserzeugung bei Ratten bei gleichzeitiger Gabe von Diäthylnitrosamin und Tetrachlorkohlenstoff bzw. Äthylalkohol; zugleich ein experimenteller Beitrag zur Frage der „Alkoholcirrhose". Z. Krebsforsch. **66**, 526 (1964/65).

[8] — und C. THOMAS: Experimentelle Untersuchungen zur Syncarcinogenese. 4. Mitteilung. Versuche zur Krebserzeugung bei Ratten bei gleichzeitiger oraler Gabe von Diäthylnitrosamin und 4-Dimethylaminostilben. Z. Krebsforsch. **67**, 135 (1965).

[9] — E. STUTZ und C. THOMAS: Experimentelle Untersuchungen zur Syncarcinogenese. 5. Mitteilung. Versuche zur Krebserzeugung an Ratten bei gleichzeitiger Applikation von Röntgenstrahlen und Diäthylnitrosamin oder 4-Dimethylamino-diphenyl. Z. Krebsforsch. **68**, 68 (1966).

[10] SCHOENTHAL, R. and J. P. M. BENSTED: Effects of whole body irradiation and of partial hepatectomy on the liver lesions induced in rats by a single dose of retrorsine, a pyrrolizidine (senecio) alkaloid. Brit. J. Cancer **17**, 242 (1963).

Die Cancerogenität einiger Conjugate von 3,4-Benzpyren mit Purin- und Pyrimidin-Derivaten

Von

J. P. Šula

Die Mutationstheorien der Krebsentstehung haben im Laufe des letzten Jahrzehntes eine wesentliche biochemische Stütze erhalten; diese Entwicklung betrifft die ursprüngliche Theorie der somatischen Genmutation, welche K. H. Bauer [*1*] schon im Jahre 1928 formulierte und wissenschaftlich begründete, sowie auch die neuere Theorie der mutativen Veränderungen der plasmatischen Gene nach Darlington [*5*], Haddow [*6*] und Nothdurft [*9*]. Von biochemischer Seite werden diese Theorien vor allem durch die neuen Erkenntnisse über den chemischen Charakter und die Struktur der Träger der Erbfaktoren, d. h. der beiden Typen der Nucleinsäuren, und auch durch bestimmte Kenntnisse der Anordnung des genetischen Code der Zelle untermauert; diese Forschungen ermöglichen es – wie Schramm [*11*] gezeigt hat – die chemische Natur einiger Mutationsvorgänge zu erklären. In der Frage der malignen Alteration der Zelle haben vom Standpunkt der Mutationstheorien eine prinzipielle Bedeutung die Befunde der direkten Beziehung einiger physikalischer und chemischer Carcinogene zu den Nucleinsäuren, d. i. zu dem genetischen Apparat der Zelle. Auf die Bedeutung dieser Befunde (nach welchen es sich bei der physikalischen und chemischen Carcinogenese um die Entstehung eines abartigen genetischen Materials infolge der Wechselwirkung der Carcinogene mit Nucleinsäuren handelt) hat Dannenberg [*4*] hingewiesen. Eine gewisse Unterstützung der Mutationstheorien der Krebsentstehung bieten auch die neuen Erkenntnisse der Syncarcinogenese der nicht-onkogenen Viren mit physikalischen und chemischen Carcinogenen; als einen der möglichen Mechanismen dieses Vorganges führt Martin [*8*] die Mutation des nicht-onkogenen Virus in ein onkogenes unter dem Einfluß der Carcinogene an.

Bei dem Problem der direkten Wechselwirkung der Carcinogene mit dem genetischen Zellapparat nehmen die Carcinogene aus der Reihe der aromatischen Kohlenwasserstoffe eine Sonderstellung ein. Diesen Carcinogenen fehlen zum Unterschied von den aromatischen Aminen und heterocyklischen Verbindungen entweder eine entsprechende reaktive Gruppe oder ein Heteroatom zur Bindung mit Nucleinsäuren; deshalb werden für die Entstehung der Komplexe aromatischer Kohlenwasserstoffe mit Nucleinsäuren andere Mechanismen angenommen. Nach SZENT-GYÖRGY [*12*] handelt es sich um die Entstehung des „Chargetransfer-Komplexes", in welchem beide Komponenten durch elektrostatische Kräfte gebunden werden. BOYLAND und GREEN [*2*] haben die Hypothese des Eindringens der aromatischen Kohlenwasserstoffe zwischen die einzelnen Basenpaare der Nucleinsäure ausgesprochen. PAUL u. Mitarb. [*10*] nehmen an, daß die Strahlung, die von dem Kohlenwasserstoff, aber nicht von der Nucleinsäure absorbiert wird, genügend Energie für die Entstehung einer covalenten Bindung des Kohlenwasserstoffes mit Desoxyribonucleinsäure bietet. Der Frage der Entstehung und des Charakters der Komplexe von aromatischen Kohlenwasserstoffen mit Nucleinsäuren wird zur Zeit viel theoretisches und experimentelles Studium gewidmet. Von den zahlreichen neuen Erkenntnissen auf diesem Gebiet sind von besonderem Interesse der Befund einer größeren Affinität der carcinogenen Kohlenwasserstoffe zur DNS als zur RNS und die Feststellung, daß die Stabilität der Bindung und die Menge des an die Desoxyribonucleinsäure gebundenen Kohlenwasserstoffs mit dessen Cancerogenität ansteigt [*3*]; offen blieb aber bisher die wichtige Frage, ob in dem Komplex mit der Nucleinsäure, der carcinogene Kohlenwasserstoff als solcher oder als Metabolit anwesend ist.

Für das Studium einiger Fragen der Wechselwirkung der carcinogenen Kohlenwasserstoffe mit Nucleinsäuren haben wir zum Unterschied von anderen Autoren den folgenden Weg gewählt; anstatt die Reaktionen des Kohlenwasserstoffes mit der Nucleinsäure und den Charakter dieses Komplexes zu verfolgen, haben wir Conjugate von Kohlenwasserstoffen mit einzelnen Bausteinen der Nucleinsäuren synthetisiert und deren physikalisch-chemische und biologische Eigenschaften untersucht. Wir erwarten, daß wir aus den Erkenntnissen über die Affinität der einzelnen Komponenten der Nucleinsäuren zu den aromatischen Kohlenwasserstoffen und aus eventuellen Unterschieden in der biologischen Wirkung der dargestellten Conjugate bestimmte Schlußfolgerungen auf die Stellung und den Charakter der Bindung von Kohlenwasserstoffen an die Nucleinsäuren ziehen können werden. Zunächst haben wir Conjugate von 3,4-Benzpyren mit Purin- und Pyrimidinbasen, deren Nucleosiden und Nucleotiden synthetisiert und die Cancerogenität dieser Verbindungen und ihren Einfluß auf die Proteinsynthese verfolgt.

In einer ersten Versuchsreihe haben wir Conjugate von 5-Amino-3,4-Benzpyren mit Adenylsäure, Adenosin und Phosphorsäure dargestellt; wir erhielten kristallinische Verbindungen, deren Absorptionsspektren sich von jenen der Muttersubstanzen unterscheiden; die Elementaranalysen der Verbindungen entsprechen der Theorie. In einer zweiten Serie der Synthesen wurde das 3,4-Benzpyren-5-diazoniumchlorid an Adenin, Guanin und Orotsäure gekoppelt; die gewonnenen kristallinischen Verbindungen haben ebenfalls ein von den Spektren der Muttersubstanzen unterschiedliches Spektrum. Die elementare Zusammensetzung, Struktur und Konstitution dieser Verbindungen werden studiert.

Die Cancerogenität der Verbindungen verfolgen wir im biologischen Experiment, in welchem den Versuchstieren – Mäusen des Stammes CBA – einzelne Conjugate in einer Menge, die 0,5 mg 3,4-Benzpyren entspricht, subcutan in Olivenöl appliziert wurden; jede Gruppe der Versuchstiere bestand einschließlich der Kontrollgruppe aus 40 Exemplaren beider Geschlechter in gleichem Verhältnis. Die Resultate der Versuche mit der ersten Serie der Conjugate sind in Abb. 1 angeführt: sie zeigen,

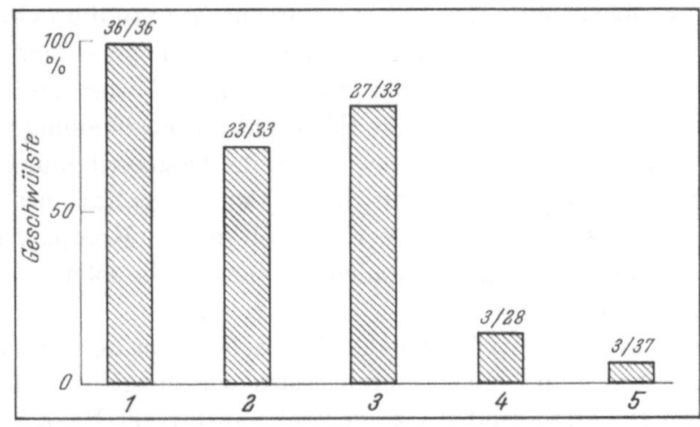

Abb. 1. Krebserzeugende Wirkung von 3,4-Benzpyren (1), 5-Amino-3,4-benzpyren (2) und verschiedenen Conjugaten des 3,4-Benzpyrens mit Adenylsäure (3), Adenosin (4) und o-Phosphorsäure (5) – 154. Versuchstag. (Oberhalb der Säulen ist die Anzahl der Tumortiere unter den überlebenden Tieren angegeben)

daß das Conjugat mit der Adenylsäure die größte Cancerogenität aufweist: 82% der Wirksamkeit des 3,4-Benzpyren, aber 116% der Wirksamkeit des 5-Aminobenzpyren, aus dem es zubereitet wurde; weit weniger wirksam ist das Conjugat mit Adenin (14%), und fast unwirksam das mit Phosphorsäure (5%). Die Versuche mit der zweiten Serie der Präparate sind zur Zeit noch nicht abgeschlossen, da sie erst seit drei Monaten laufen.

Die Beeinflussung der Proteinsynthese wurde durch Messung der Incorporation von markierten Aminosäuren in das Protein in Gegenwart von Mikrosomen und löslicher Zellfraktion der Rattenleber in vitro verfolgt [*7*, *13*]. Es wurde festgestellt, daß alle Verbindungen die Proteinsynthese analog dem 3,4-Benzpyren inhibieren und daß die Stärke der Inhibition von der Dosis abhängt; bei der Verbindung von 3,4-Benzpyren mit Adenylsäure wird das Inhibitionsmaximum bei einer Menge von 10^{-5} mg erreicht (siehe Abb. 2). Die quantitativen Unterschiede in der Wirksamkeit der einzelnen Conjugate sowie die Fragen der Steuerung des Einbaues der einzelnen Aminosäuren und der Beeinflussung der einzelnen Phasen der Proteinsynthese sind Gegenstand unseres weiteren Studiums.

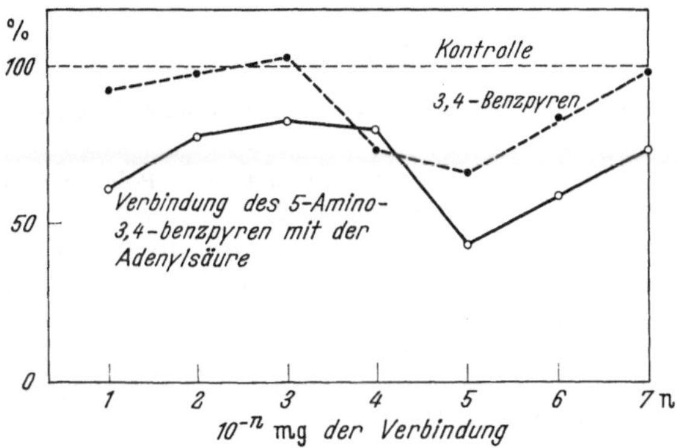

Abb. 2. Beeinflussung der Proteinsynthese. Dosisabhängigkeit der Inhibition

Die Ergebnisse unserer Orientierungsversuche gestatten noch nicht, definitive Schlußfolgerungen zu ziehen; sie zeigen aber doch, daß sich unsere Arbeitshypothese bewährt hat und daß es auf diesem Wege möglich sein wird, zu bestimmten Erkenntnissen über die Wechselwirkung der cancerogenen Kohlenwasserstoffe mit Nucleinsäuren zu gelangen.

Zusammenfassung

Die neuen Erkenntnisse über Struktur und Funktion beider Typen der Nucleinsäuren sowie der Nachweis der direkten Wechselwirkung einiger physikalischer und chemischer Carcinogene mit dem genetischen Apparat der Zelle bilden wichtige biochemische Stützen für die Mutationstheorien der Krebsentstehung.

Zum Problem der direkten Wechselwirkung der Cancerogene mit Nucleinsäuren wird die Sonderstellung der cancerogenen Kohlenwasserstoffe, die keine reaktive Gruppe bzw. kein Heteroatom zur Bindung mit Nucleinsäuren haben, hervorgehoben und auf einige Hypothesen über die Entstehung von Komplexen dieser Kohlenwasserstoffe mit Nucleinsäuren hingewiesen.

Die eigene Arbeitshypothese über die Wechselwirkung der cancerogenen Kohlenwasserstoffe mit Nucleinsäuren basiert auf der Darstellung von Conjugaten von 3,4-Benzpyren mit einzelnen Bausteinen der Nucleinsäuren und dem Studium ihrer physikalischen, chemischen und biologischen Eigenschaften.

Die bisherigen Ergebnisse der eigenen Experimente mit solchen Conjugaten sprechen dafür, daß sich diese Arbeitshypothese bewährt und daß es auf dem eingeschlagenen Wege möglich sein wird, zu neuen Erkenntnissen über die Wechselwirkung der cancerogenen Kohlenwasserstoffe mit Nucleinsäuren zu gelangen.

Literatur

[*1*] Bauer, K. H.: Die Mutationstheorie der Geschwulstentstehung, Berlin: Springer-Verlag 1928.

[2] Boyland, E., and B. Green: The Interaction of Polycyclic Hydrocarbons and Purines. Brit. J. Cancer **16**, 347 (1962).

[3] Brookes, B., and P. D. Lawley: Evidence for the Binding of Polynuclear Aromatic Hydrocarbons to the Nucleic Acids of Mouse Skin: Relations between Carcinogenic Power of Hydrocarbons and their Binding to Desoxyribonucleic Acid. Nature **202**, 781 (1964).

[*4*] Dannenberg, H.: Zum Wirkungsmechanismus krebserzeugender Faktoren. Dtsch. Med. Wschr. 88, 605 (1963).

[*5*] Darlington, C. D.: Heredity Development and Infections. Nature **154**, 164 (1944).

[*6*] Haddow, A.: Transformation of Cells and Viruses. Nature **154**, 194 (1944).

[*7*] Hradec, J.: Effect of Carcinolipin on Protein Synthesis in Cell-Free Systems. Biochim. Biophys. Acta **47**, 149 (1961).

[*8*] Martin, Chr.: Virus-Carcinogen Interactions. Bact. Rev. **4**, 480 (1964).

[*9*] Nothdurft, H.: Zur Theorie der primären Geschwulstursachen. Z. Krebsforsch. **56**, 176 (1948).

[*10*] Paul, O. P., Ts'o, Ponzy Lu: Interaction of Nucleic Acids; II. Chemical Linkage of the Carcinogen 3,4-Benzpyrene to DNA induced by Photoradiation. Proc. Nat. Acad. Sc. **2**, 272 (1964).

[*11*] Schramm, G.: Der Informationsgehalt von Nukleinsäuren. Dtsch. med. Wschr. 89, 65 (1964).

[*12*] Szent-György, A.: Introduction to a Submolecular Biology. New York: Academic Press 1960.

[*13*] Zamecnik, P. C. and E. B. Keller: Relation between Phosphate Energy Donors and Incorporation of labelled Aminoacids into Proteins. J. Biol. Chem. **209**, 337 (1954); Effect of Guanosin Diphosphate and Triphosphate on Incorporation of labelled Aminoacids into Proteins. J. Biol. Chem. **221**, 45 (1956).

Wachstumskontrolle und Krebskrankheit

Von

H. WRBA

1924 gelang es SPEMANN, durch Schnürung eines Tritoneies zwei gleich große, harmonische Keime experimentell zu erzeugen. Es entstehen dabei gleichartige Individuen, welche jeweils kleiner sind als ein normaler Molch. Zusammen genommen ist die Masse der beiden entstehenden Individuen jedoch größer, als es einem Tritonkeim entsprechen würde.

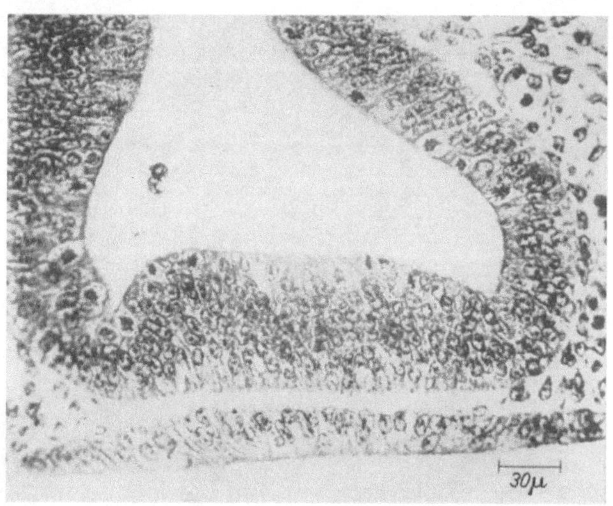

Abb. 1a

Abb. 1a–c. Linseninduktion und Abschnürung des Augenbechers in vivo und im Explantat. a) Augenanlage des Kontrollkeimes, b) Augenanlage nach 24 Stunden Kultur des ganzen Keimes vom gleichen Entnahmedatum. c) Augenanlage eines 24 Stunden später aus dem gleichen Uterus entnommenen Kontrollkeimes

Es ist möglich, am explantierten, aus dem Uterus entnommenen Säugetierembryo den Ablauf der Differenzierungsprozesse in vitro zu studieren. Der histogenetische und morphogenetische Ablauf der Entwicklung ist dabei durchaus mit demjenigen in vivo zu vergleichen. Die

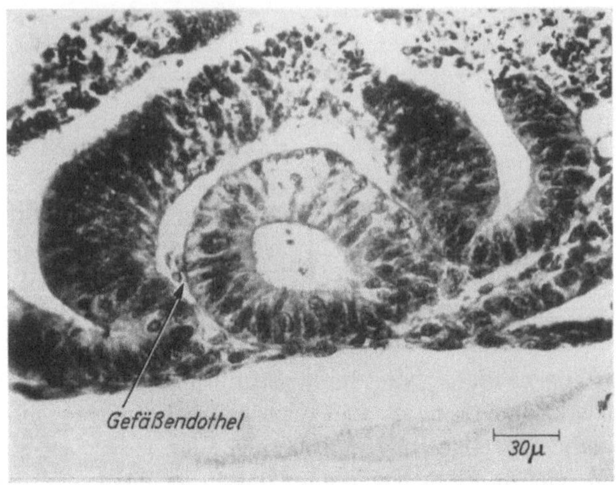

Abb. 1b

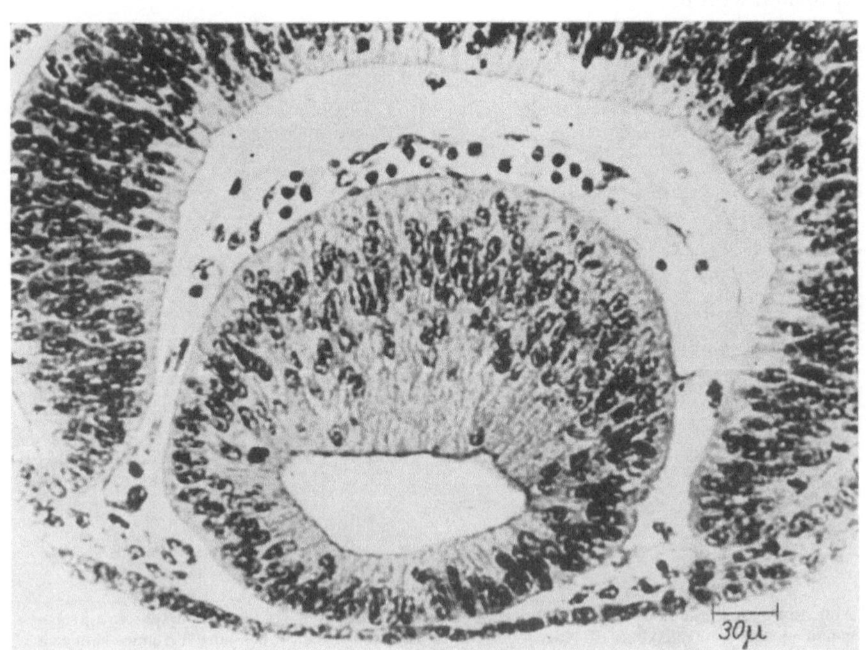

Abb. 1c

Größenzunahme im Explantat bleibt jedoch hinter derjenigen im Uterus zurück. Als Beleg möge die Entwicklung der Augenanlage von Rattenkeimen aus dem gleichen Uterus dienen (Abb. 1a–c). Beim 10 Tage alten

Kontrollkeim zeigt sich eine Epidermisverdickung, wie sie der beginnenden Linseninduktion über dem Augenbecher entspricht. Dieser Keim ist innerhalb des Uterussegmentes sofort nach der Entnahme fixiert. Der vom gleichen Muttertier zum selben Zeitpunkt operativ entnommene zweite Keim, der in der Abbildung gezeigt wird, ist 24 Stunden in vitro gehalten. Er läßt die beendete Linsenabschnürung und die Differenzierung des Augenbechers in inneres und äußeres Blatt erkennen. Die Ausbildung des Organs ist in vivo und in vitro durchaus gleichartig erfolgt; auffällig ist nur, daß die Augenanlage, die 24 Stunden später aus dem gleichen Uterus gewonnen wurde, in ihrer Größenzunahme wesentliche Fortschritte gemacht hat.

Dem embryonalen Gewebe liegen zwei Fähigkeiten zugrunde: das Vermögen zu wachsen, d. h. Volumen und Zellzahl zu vermehren, und die Fähigkeit zur Differenzierung. Im Falle der Linseninduktion in vitro ist ein gestaltetes Gebilde entstanden, das bei gleichem Differenzierungsgrad aus gleichartigen Elementen aufgebaut ist, dessen Masse jedoch kleiner ist als die Masse des entsprechenden Gebildes in vivo. Mit anderen Worten, eine kleinere Zahl von Zellteilungen führt bei Explantation zu gleichen Endergebnissen im Differenzierungsgrad wie bei einem sehr viel größeren Organ mit gleich großen Zellen. Es ist festzustellen, daß bei verringerter Zahl der Teilungsschritte im Ganzexplantat und auch bei erhöhter Zahl der Vermehrungsmitosen im Falle harmonischer Doppelbildungen in der gleichen Zeiteinheit beim insgesamt kleineren Gebilde harmonische Individuen entstehen, die den gleichen Grad der Differenzierung aufweisen. Obwohl bei der normalen Entwicklung das Verhältnis von Masse zu Differenzierung konstant ist, kommt es bei erhaltener Wachstumsregulation auch bei Verschiebung dieser Proportion nach beiden möglichen Richtungen zur Entwicklung harmonischer Gebilde. Die Grundphänomene Zellvermehrung und Differenzierung sind offenbar zeitlich und biochemisch korreliert (WRBA).

Eine Störung dieser Beziehung ist nach verschiedener Richtung möglich. Zunächst ist die vollständige Dissoziation vorstellbar, die zur Ausbildung ungeordneter und globöser Zellhaufen verschiedener Differenzierungsgrade führt. Eine andere Störung dieser Wechselbeziehung erscheint durch Hemmung oder Förderung einer der beiden Komponenten möglich. Solche Störungen könnten sowohl genische (endogene) als auch exogene (milieubedingte) sein. Mechanismen beider Art sind in der Teratologie bekannt und wirksam. Überwiegendes Wachstum bei Unterdrückung der Differenzierung ist ein Grundphänomen der Entstehung der bösartigen Geschwulst.

Unter dem Begriff „Wachstumskontrolle" versteht man die Erscheinung, daß ein biologisches System dann zu wachsen aufhört, wenn es die Masse erreicht hat, die seiner üblichen Ausbildung entspricht. Für die

Volumensvermehrung eines Gewebes gibt es zwei grundsätzlich verschiedene Prinzipien, die sogenannte *Hypertrophie*, d. h. die Vergrößerung der Struktureinheiten dieses Gewebes, die nur innerhalb beschränkter Grenzen möglich ist und die *Hyperplasie*, d. h. die Vermehrung der Struktureinheiten, wie sie für das Wachstum charakteristisch ist.

Auf subcellulärer Ebene – im Bereich der Moleküle, Zellorganellen und Zellstrukturen – kommt naturgemäß nur die Vermehrung, d. h. die hyperplastische Form der Zunahme, in Frage, während auf höherer Ebene im Bereich von Geweben und Organen beide Wege offenstehen. Es ist charakteristisch, daß Organe, welche die Fähigkeit zur Vermehrung ihrer Struktureinheiten besitzen (z. B. Leber, Ovar, Schilddrüse und Nebenniere) eine hohe Regenerationsfähigkeit aufweisen, während Organe mit gering ausgeprägtem Vermögen zur Regeneration ihrer histologischen Struktur (etwa Niere und Lunge) nur die Fähigkeit zur Hypertrophie besitzen. Offenbar liegt die Steuerung dieser Vorgänge von postembryonalem Wachstum im Bedarf an funktioneller Leistung dieses Organs im gesamten Organismus. Die Wiederherstellung der Leber durch hyperplastische Vermehrung der Leberzelle setzt beispielsweise unregelmäßig bei einem Ausfall von 10–20% des Organs ein.

Dann, wenn im Gesamtorganismus der Ausfall der Leistung eines bestimmten Organs wirksam wird, tritt die Regeneration ein. Daher sind die Faktoren, welche die funktionelle Aktivität der Zellen steuern, wahrscheinlich die gleichen, welche auch ihr Wachstum regulieren. Hier finden sich sehr enge Beziehungen zu dem von BÜNGELER geprägten Begriff der Anpassungshyperplasie. Manche Tierarten haben die Fähigkeit, zeit ihres Lebens zu wachsen. Es ist auffällig, daß gerade diese Tiere sehr selten spontane Geschwülste zeigen.

Aus diesem Blickwinkel betrachtet, zeigt sich die Homoeostase im Organismus als ein Gleichgewichtszustand aus humoraler Regulation und cellulärer Reaktion als Ausdruck der Wirkung des von K. H. BAUER postulierten cellulären Regulationszentrums. Die Konzeption des Begriffes der humoralen Regulation geht über die konventionelle Betrachtung der Endokrinologie hinaus. Funktionsregulierende und wachstumssteuernde Faktoren sind dabei weitgehend identisch. Belege dafür, daß es eine Fülle von Wachstumsfaktoren gibt, die mit identifizierten Hormonen nicht identisch sind, sind die zahlreichen Systeme der Hemmung und Stimulierung im Bereich der Regeneration und Wechselbeziehungen humoraler Art, die sich experimentell bestätigen lassen. Es gelingt, mit geeigneten Methoden eine Beziehung zwischen Tumorwachstum und Leberstoffwechsel nachzuweisen. Beim Vergleich des Stoffumsatzes explantierter Lebern verschiedener Tiere der gleichen Versuchsgruppe, die zu einem bestimmten Zeitpunkt mit einem Ascites-Hepatom geimpft wurden, mit dem Stoffumsatz normaler Lebern zeigen sich beträchtliche

Abweichungen (Abb. 2). Es kommt zunächst bis zum vierten Tag nach der Tumorbeimpfung eine gegenüber der Norm erhöhte Phosphorylierung des explantierten Organes in der Kultur zustande. Der sich entwickelnde Tumor übt einen stimulierenden Reiz auf das Organ aus. Erst wenn der Tumor nachweisbar wird, kommt es zu einem Abfall des Leberstoffwechsels gegenüber dem normalen Tier.

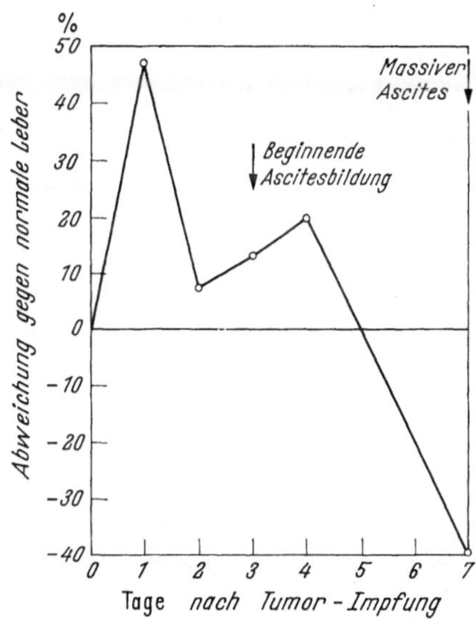

Abb. 2. Abweichung der Inkorporation von radioaktivem Phosphat durch explantierte Leber von Tieren in verschiedenen Zeitabständen nach der Transplantation eines Hepatom-Ascites-Tumor

Eine Möglichkeit zur Beurteilung der regulativen Wechselwirkung zwischen Organen und Geschwülsten besteht durch die Konfrontation in vitro. Der Tumor ist der physiologischen endokrinen Regulation entzogen; zumindest ist die Wirksamkeit von Hormonen quantitativ erheblich verschoben.

Mit Hilfe einer von uns entwickelten *Konfrontationskultur* gelingt es, die Wechselwirkung zwischen zwei Organen in vitro direkt zu studieren. Dabei wird die Umsatzgröße zugesetzter radioaktiver Substanz bestimmt. Prinzip ist die Suspension kleiner Organkulturen in einem flüssigen Medium, wobei die zueinander in Beziehung kommenden Gewebe durch ein Membranfilter mit eingestellter Porengröße getrennt sind. Als Beispiel diene hier eine Versuchsreihe mit gynäkologischen Tumoren (Abb. 3). Es läßt sich nachweisen, daß menschliches Mammacarcinom in allen Fällen um ca. 30% in seiner Aktivität gesteigert wird, wenn es mit Hypophyse der Ratte konfrontiert wird, und gegen Ovar sogar um 70% in seinem Stoffwechsel gesteigert wird. Für menschliches Ovarialcarcinom liegen die Verhältnisse anders. Bei der Gegenüberstellung mit Hypophyse der Ratte werden sowohl Hemmungen bis zu −40% als auch Steigerungen bis zu +60% beobachtet, bei der Konfrontation mit Ovar der Ratte

Konfrontation	Abweichung der incorporierten Aktivität im Tumor
Menschliches Mamma-Ca: Hypophyse der Ratte	+ 30%
Menschliches Mamma-Ca: Ovar der Ratte	+ 70%
Menschliches Ovarial-Ca: Hypophyse der Ratte	− 40 bis + 60%
Menschliches Ovarial-Ca: Ovar der Ratte	− 50 bis + 50%

Abb. 3. Wechselwirkung zwischen menschlichem Tumor und endokrinem Organ der Ratte in vitro

liegen die Verhältnisse ähnlich (−40% bis +50%). Vielleicht bietet sich hier eine Möglichkeit, am explantierten Tumor – etwa an Biopsien – vor der Behandlung die erhoffte therapeutische Wirkung einer Hormonapplikation zu sichern.

Literatur

Bauer, K.-H.: Das Krebsproblem. 2. Aufl. Berlin-Göttingen-Heidelberg 1963.

Büngeler, W.: Die Definition des Geschwulstbegriffes und die Abgrenzung der Hyperplasien gegenüber den Geschwülsten. Verh. der Dtsch. Ges. Path. 35. Tagung 1951, Seite 10–28.

Spemann, H.: Experimentelle Beiträge zur Theorie der Entwicklung. Berlin 1936.

Wrba, H.: Dissoziation von Wachstum und Differenzierung explantierter Säugetierkeime. Verh. der Dtsch. Ges. Path. 39. Tagung 1955, Seite 345–349.

Aspects immunologiques du Cancer

Par

P. Grabar

Dans l'état actuel du développement des recherches immunologiques sur le cancer, deux directions principales peuvent être distinguées que l'on pourrait grossièrement définir ainsi: a) Etudes sur l'immunité anticancéreuse, c'est à dire d'une protection contre le développement des tumeurs; b) Etudes des constituants des tumeurs à l'aide de méthodes immunologiques. Si le but final est le même, les moyens utilisés sont généralement assez différents. Il est évident qu'à l'occasion de la réunion d'aujourd'hui, je ne pourrais mentionner que certains aspects du problème et de ne le faire que brièvement.

Lorsqu'on envisage ce que l'immunologie pourrait apporter dans la lutte contre des tumeurs, on peut penser à:

1) une immunisation préventive;

2) l'emploi d'immunsérums, ou mieux d'anticorps purifiés et spécifiques de constituants de la cellule cancéreuse, si ces anticorps peuvent avoir un effet cytotoxique sur la cellule cancéreuse;

3) l'emploi d'anticorps spécifiques sur lesquels on fixerait des atomes radioactifs susceptibles de tuer les cellules cancéreuses.

Ces trois moyens ne pourraient être envisagés que si l'on arrive à connaître, soit un agent pathogène spécifique et caractéristique, soit l'existence, dans les tumeurs, de substances antigéniques également caractéristiques et normalement absentes des tissus non tumoraux. Notons aussi que jusqu'à présent, on n'a pas pu prouver que des anticorps sont capables de pénétrer à l'intérieur d'une cellule vivante et que l'effet cytotoxique ne semble être possible que lorsqu'un anticorps est spécifique d'un antigène présent à la surface d'une cellule et que la réaction antigène-anticorps a lieu en présence de complément. Il faudrait donc que le ou les antigènes spécifiques des tumeurs soient des substances présentes à la surface des cellules tumorales.

De toute façon, pour pouvoir envisager l'un ou l'autre de ces moyens, l'essentiel est de connaître si les tumeurs contiennent réellement une substance antigénique particulière. C'est ce qui explique les nombreuses études des immunologistes sur la constitution antigénique des tumeurs.

Un quatrième moyen immunologique de lutte contre des tumeurs serait de provoquer une augmentation de la résistance immunologique générale de l'organisme, dite «résistance non spécifique».

Comme je viens de le dire, de nombreuses recherches sont consacrées à l'étude des constituants antigéniques des tumeurs. Déjà au début de ce siècle, des expériences sur le rejet d'une greffe d'une tumeur transplantée par des animaux préalablement immunisés avaient suscité l'espoir de trouver un moyen d'immunisation. Mais les études sur la transplantation de tissus ont permis de découvrir l'existence du phénomène d'histocompatibilité et tous les résultats antérieurs qui ont été obtenus sur des animaux hétérozygotes ont dû être considérés comme non valables. De ce fait, et pendant un certain nombre d'années, un certain pessimisme a regné quant aux possibilités d'études immunologiques sur le cancer. Cependant, plus récemment, des souches d'animaux de lignées pures, c'est à dire homozygotes, ont été obtenues dans de nombreux centres d'élevage. C'est sur des animaux de ce genre, qui sont histocompatibles, que des expériences immunologiques sont actuellement poursuivies et des résultats fort intéressants ont été obtenus.

Le principe des expériences de greffe de tumeurs est le suivant; chez les animaux de lignée pure, l'histocompatibilité permet la prise d'une transplantation de peau; si les constituants d'une tumeur provoquée chez un animal d'une lignée pure ne diffèrent pas des constituants existants normalement chez ces animaux, la tumeur ne devrait pas être rejettée. Tandis que si la tumeur contient des antigènes nouveaux, l'inoculation d'une telle tumeur devrait aboutir à son rejet, comme c'est le cas des tissus non histocompatibles. Je ne m'arrêterai pas sur la description des précautions expérimentales à prendre, des doses à utiliser et des divers contrôles et essais-témoins indispensables.

De très nombreuses expériences ont été réalisées sur plusieurs lignées pures différentes de souris et avec des tumeurs induites par des substances chimiques tumorigènes. Brièvement résumés, les résultats ont montré que ces tumeurs possèdent au moins un constituant antigénique particulier que l'on ne met pas en évidence dans des tissus normaux. Cet antigène est différent dans les diverses tumeurs étudiées et des tumeurs induites par la même substance chimique ne sont pas antigéniquement identiques; l'antigène est spécifique d'une certaine tumeur et persiste lors des passages. Un effet protecteur a été mis en évidence: par exemple, en extirpant la tumeur initiale chez une souris et en lui inoculant à nouveau la même tumeur, ayant subi pendant quelques temps des passages sur des souris de même lignée, on constate un rejet de la tumeur. Cependant, des essais d'immunisation par des extraits lyophilisés d'une tumeur aboutissent par contre, dans certaines conditions, à un effet inverse, c'est à dire à une croissance accélérée de la même tumeur lorsqu'on l'inocule ultérieurement. On appelle ce phénomène le «phénomène de facilitation» (enhancement) et on sait maintenant que ce sont des anticorps humoraux qui en sont responsables; tandis que le rejet d'une greffe ou d'une tumeur, tout en étant dû à un mécanisme immunologique, semble ne pas être dû à des anticorps humoraux, mais à des réactions cellulaires des tissus lymphoïdes.

De très nombreuses expériences immunologiques ont été aussi effectuées dans des études sur des tumeurs induites par des virus oncogènes. Mais, dans ce cas, et contrairement à ce qui vient d'être dit sur les tumeurs induites par des substances chimiques, on constate qu'un virus donné provoque chez des animaux de la même espèce des tumeurs, qui toutes, contiennent le même antigène. Des effets protecteurs d'une immunisation ont pu être constatés. De plus, on a pu mettre en évidence récemment, dans des tumeurs induites par des virus, la présence d'un antigène capable de donner une réaction de fixation du complément avec du sérum d'animaux ayant une tumeur.

D'après les renseignements déjà acquis cette (ou ces) substance(s) antigénique(s) n'existe ni dans les virus purifiés, ni dans les tissus normaux, mais son apparition dans la tumeur serait induite par le virus.

Le même but, c'est à dire la recherche d'antigènes spécifiques des tumeurs, est aussi poursuivi à l'aide d'autres méthodes immunochimiques et, depuis quelques années, à l'aide de notre méthode d'analyse immuno-électrophorétique. Des recherches de ce genre comportent des études soigneusement contrôlées et comparatives des constituants des tissus normaux et des tumeurs.

Parmi les principaux résultats déjà acquis, on peut signaler surtout deux faits importants: presque toujours, on constate une très forte diminution ou même une absence totale de certains constituants dans les cellules cancéreuses, et, assez souvent, l'apparition de constituants que l'on n'arrive pas à déceler dans les tissus adultes normaux, mais que l'on trouve généralement à une assez forte concentration dans les tissus embryonnaires. Ces observations ont été faites surtout sur des tumeurs animales provoquées par des substances cancérigènes. Mais quelques résultats analogues ont été également obtenus sur des tumeurs humaines. Il est intéressant de souligner que, par exemple, dans le cas des tumeurs de l'épithélium gastrique, on a constaté, dans notre institut, que des antigènes disparaissent non seulement dans le tissu cancéreux proprement dit, mais aussi qu'ils diminuent dans l'épithélium situé en dehors de la tumeur et qui, macroscopiquement, parait assez normal.

On peut donc dire qu'actuellement les recherches sur les constituants des cellules cancéreuses ont montré qu'il existe, d'une part, une perte de certaines substances existant dans la cellule normale, et d'autre part, une apparition de constituants que l'on ne trouve pas dans les cellules normales correspondantes d'un organisme adulte, mais qu'au moins une partie de ces constituants existent dans les cellules embryonnaires.

Un autre aspect des recherches immunologiques sur le cancer est l'étude des anticorps formés par un organisme porteur d'une tumeur. Deux aspects distincts doivent être envisagés: 1) Présence d'anticorps anti-tumeur et 2) Capacité de l'organisme de réagir par des mécanismes immunitaires.

Ad 1): Depuis quelque temps déjà, divers auteurs ont signalé la présence, dans le sérum de cancéreux, d'anticorps réagissant avec des extraits de leur tumeur. Des études systématiques poursuivies depuis plusieurs années dans notre institut sur des sérums de malades ayant des tumeurs de l'estomac, de l'intestin ou de la glande mammaire, ont montré qu'effectivement un pourcentage assez élevé (environ 60 à 80%) de ces sérums donnent une réaction très nettement positive avec des érythrocytes tannés et sensibilisés avec des extraits de tumeurs analogues. On a trouvé que les anticorps en cause ne peuvent être neutralisés ou absorbés que difficilement par des extraits identiques de tissus normaux correspondants, mais assez facilement par des extraits de tissus embryonnaires ou, dans le cas de sérums de malades ayant un cancer du sein, par des constituants du lait ou du colostrum.

Pour le moment, nous ne savons pas encore si l'apparition de ces anticorps peut être considérée comme un mécanisme favorable et il y a de fortes chances pour qu'il ne s'agisse là que d'une conséquence de l'apparition, dans l'organisme, de produits provenant de nécroses du tissu lésé. Dans ce cas, les auto-anticorps qui apparaissent ne seraient que des «transporteurs» des produits de dégradation.

Des études plus poussées sur la nature des antigènes en cause, poursuivies actuellement, permettront probablement de fournir des renseignements plus précis.

Ad 2): Si l'on envisage la possibilité qu'une formation d'anticorps, ou l'intervention d'un autre mécanisme immunologique, puisse avoir un effet favorable pour la lutte de l'organisme contre la croissance d'une tumeur, il est évidemment très important que l'organisme porteur d'une tumeur soit en mesure de réagir. Or, d'après quelques études récentes, poursuivies aux Etats Unis, sur des malades cancéreux, il semblerait que ces malades réagissent peu ou mal lorsqu'on les immunise envers divers antigènes. On pourrait donc se demander si le développement rapide d'une tumeur est justement possible parce que les mécanismes de défense sont diminués ou défaillants.

Cette hypothèse semble être étayée par la constatation expérimentale faite sur des animaux que la croissance d'une tumeur greffée peut être retardée et que les animaux survivent plus longtemps lorsqu'ils sont traités par des produits connus comme étant susceptibles d'augmenter la résistance immunitaire, dite «non-spécifique».

Si ces observations sont confirmées et si l'on arrive à vérifier cette hypothèse, un certain espoir peut naître, car en aidant l'organisme par des moyens de ce genre, on devrait pouvoir arriver à des applications pratiques. Mais des recherches approfondies sont encore nécessaires avant que l'on puisse exprimer une opinion sérieuse sur cette question.

J'espère que ces quelques exemples des recherches dans le domaine de l'Immunologie m'ont permis de montrer que des études de ce genre sont susceptibles d'apporter des renseignements très utiles dans les efforts pour combattre le cancer.

Nucleinsäurestoffwechsel der Zelle nach Infektion mit dem Virus SV-40

Von

K. Munk

Virusbedingte Tumoren kommen in der Natur als Shopesches Kaninchen-Papillom, bei den Geflügel-Leukosen und bei den Mäuse-Leukämien vor. Experimentell können sie in Versuchstieren wie Hamstern, Mäusen sowie jungen Hühnern durch Injektion mit tumorinduzierenden Virusarten erzeugt werden. Für den experimentell arbeitenden Virologen ist es grundlegend wichtig, die in einer Zelle vom Virus ausgelösten Veränderungen, die zur Tumorzelle führen, an einem relativ einfachen Virus-Wirtszell-System bis in molekularbiologische Dimensionen hinein verfolgen zu können. Diese Möglichkeit bietet sich in den mit einem tumorerzeugenden Virus beimpften Gewebekulturen verschiedener Tier- und Organherkunft.

An solchen Gewebekulturen sind nach der Infektion der Zelle verschiedene Phänomene zu beobachten. Zuerst wird ein neues, virusspezifisches Antigen, das sogenannte „Neoantigen" gebildet, das von mehreren Autoren beschrieben wurde (Lit. bei Munk et al. [*2*]). Dann kommt es zu einer Trennung der Vorgänge; denn es lassen sich in den verschiedenen Zellarten unterschiedliche Reaktionen auf die Virusinfektion hin beobachten (Lit. bei Munk [*1*]). In der einen Zelle werden Prozesse ausgelöst, die zu einer Virusvermehrung und zuletzt zum Zelltod führen; in der anderen dagegen werden Vorgänge angeregt, die eine genetische Umwandlung der Zelle zur Tumorzelle herbeiführen (Abb. 1). Welche Faktoren jedoch den Ablauf des Geschehens in den infizierten Zellen in die eine oder andere Richtung lenken, ist noch nicht geklärt. Hier liegt die Fragestellung bei unseren Experimenten.

Bisher wissen wir nur, daß dieses unterschiedliche Verhalten der Zellen auf einem verschiedenartigen Einfluß des Virus auf das genetische Material der Zelle, die Desoxyribonucleinsäure (DNS), beruht.

Mit der oben erwähnten Fragestellung haben wir die Synthese der DNS in primären Affennieren-Zellkulturen, die mit dem tumorerzeugenden Virus SV-40 infiziert worden waren, untersucht (Munk et al. [*2*], Sauer et al. [*3*]). Die *Autoradiographie*, mit der man in der einzelnen

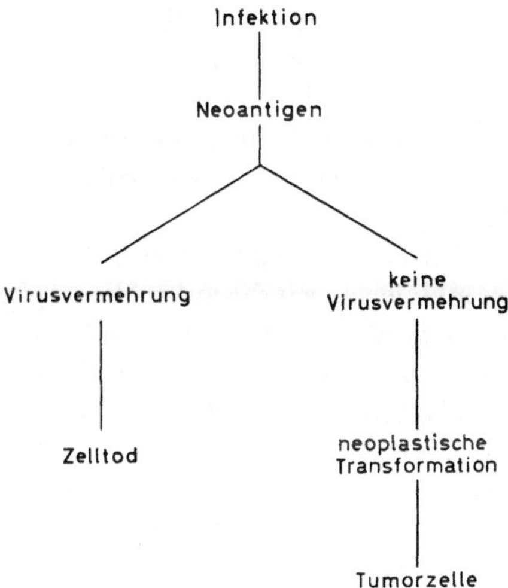

Abb. 1. Verschiedenartige Möglichkeiten der Zellreaktion auf die Infektion mit einem tumorerzeugenden Virus

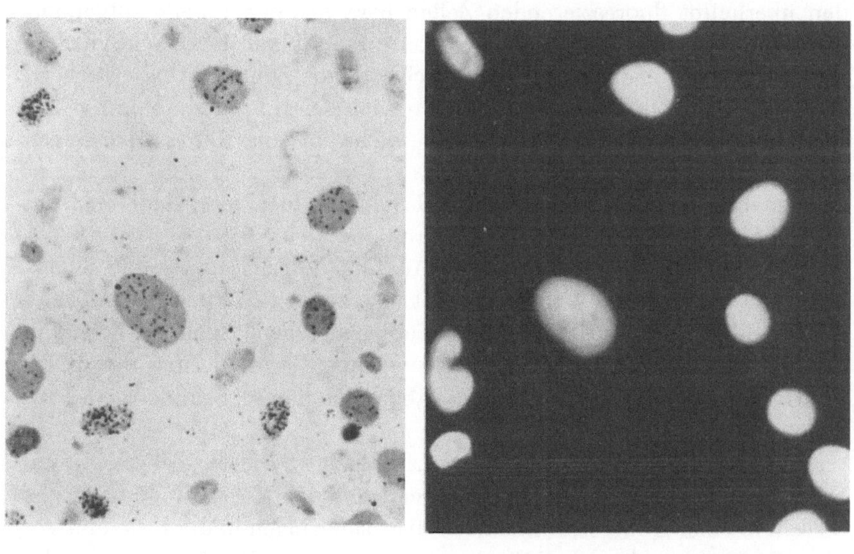

Abb. 2a u. b. Vergleichende autoradiographische und fluoreszenzimmunologische Darstellung einer SV-40-infizierten Zellkultur 72 Stunden nach der Infektion. a) Das autoradiographische Bild zeigt den Einbau des ^{3}H-Thymidins in den Kernen. b) Das fluoreszenzimmunologische Bild der gleichen Zellen gestattet es, infizierte und nichtinfizierte Zellen zu unterscheiden (nur die infizierten Zellen zeigen Immunofluoreszenz in den Kernen)

Gewebekulturzelle die Aktivität der DNS-Synthese bestimmen kann, erwies sich für unsere Versuche als die geeignete Methode. Man verwendet hier Bausteine der DNS, die mit einem Radioisotop markiert worden sind. In unseren Experimenten nahmen wir das mit Tritium markierte Thymidin (^{3}H-Thymidin). Die Menge der in die Zell-DNS eingebauten Bausteine und ihre Lokalisation kann mikrophototechnisch dargestellt werden und dient als Indikator der DNS-Synthese-Aktivität der einzelnen Zelle (Abb. 2a).

Da es beim SV-40-Virus schwierig ist, alle Zellen einer Kultur gleichzeitig zu infizieren, kombinierten wir die autoradiographische Technik mit der *fluoreszenz-immunologischen Methode;* hierbei kann man das Virus als Antigen in der infizierten Zelle nachweisen, da sich der für diese Technik mit einem Fluoreszenzfarbstoff markierte spezifische Antikörper an das Virusantigen anlagert (Abb. 2b).

Die Kombination beider Methoden gestattet uns, nur solche Zellen auszuwerten, die sich durch das Vorhandensein von Virusantigen eindeutig als infiziert erweisen.

Wir haben nun in unseren Versuchen das Tritium-markierte Thymidin den Zellkulturen zu verschiedenen Zeiten nach der Infektion für kurze, streng begrenzte Zeiträume zugefügt und konnten aus dem Prozentsatz der ^{3}H-Thymidin aufnehmenden (d. h. DNS synthetisierenden) unter den überhaupt fluoreszierenden Zellen bzw. aus den jeweils aufgenommenen Mengen des Thymidins pro Kern den Ablauf der DNS-Synthese in der Zelle verfolgen. Dabei zeigte sich, daß die Zahl der DNS synthetisierenden Zellen in den ersten Stunden nach der Infektion abnimmt, um dann von etwa der 30. Stunde an wieder bis zu 100% anzusteigen (Abb. 3a).

Zunächst wird also die *Zell-DNS-Synthese* blockiert; denn nur um diese kann es sich in diesem Zeitraum handeln, da die *Virus-DNS-Synthese* erst später anläuft. Durch Auszählen der geschwärzten Silberkörner in den Autoradiographien läßt sich zusätzlich auch das Ausmaß der DNS-Synthese in der einzelnen Zelle feststellen. Auch hierbei ist in den ersten Stunden nach der Infektion eine Verminderung der DNS-Synthese-Aktivität zu erkennen, die aber nach der 30. Stunde wieder ansteigt (Abb. 3b).

Was ist aus diesen Ergebnissen zu schließen? Die die Zell-DNS-Synthese hemmende Wirkung des tumorerzeugenden Virus SV-40 wird von diesem in einer früheren Phase nach dem Eindringen in die Zelle und vor dem Beginn der eigenen DNS-Synthese induziert. Wir sind jetzt in der Lage, dieses Phänomen weiter analysieren zu können. Unsere laufenden Versuche lassen vermuten, daß die Hemmwirkung auf die Zell-DNS-Synthese von einem Protein ausgelöst wird, dessen Bildung vom Virus sofort nach Eindringen in die Zelle angeregt wird.

Es ist klar, daß diese Hemmfunktion des Virus auf die Zell-DNS-Synthese nicht in solchen Zellen erfolgen kann, die sich später zur Tumorzelle umwandeln. In diesen Zellen darf also dieser vom Virusgenom ausgelöste Effekt nicht zur Auswirkung kommen. Würde man die

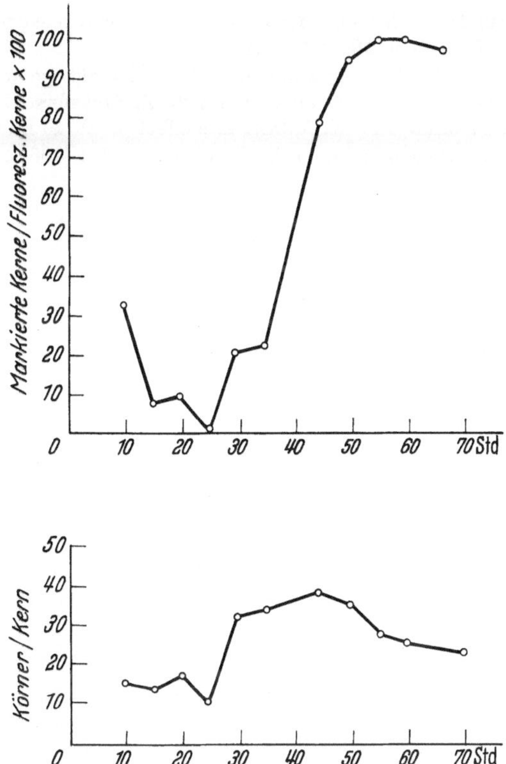

Abb. 3a u. b. Ergebnis der autoradiographischen Untersuchung. a) Anteil der ^{3}H-Thymidin-markierten Kerne in Prozent der fluoreszierenden Kerne. b) Anzahl der geschwärzten Silberkörner in den fluoreszierenden Kernen

Bedingungen in der Zelle kennen, die diese Virus-Funktionen verhindern, dann wäre man der Frage, welche Eigenschaft eine Zelle besitzen muß, damit sie vom Virus zur Tumorzelle transformiert wird und somit den Beginn der virusbedingten Tumorentstehung darstellt, sehr nahegekommen.

Unsere bisherigen Untersuchungen haben uns einen experimentellen Ansatzpunkt dafür geliefert, einen der Steuerungsmechanismen am genetischen Apparat der Zelle, die den Ablauf der virusbedingten Zellvorgänge an entscheidender Stelle entweder in Richtung Zelltod oder in Richtung Tumorgenese lenken, erfassen zu können. Wir hoffen, in künftigen Arbeiten noch weitere Kenntnisse über die Entstehung virusbedingter Tumoren zu erhalten.

Literatur

[*1*] Munk, K.: Grundzüge der Virusätiologie von Tumoren nach neueren Ergebnissen. Ergebn. Mikrobiol. **38**, 223 (1964).

[*2*] —, H. Fischer, W. Th. Goedemans und G. Sauer: Vorgänge im Nucleinsäurestoffwechsel der mit SV-40-Virus infizierten Zelle. Z. Krebsforsch. **67**, 213 (1965).

[*3*] Sauer, G., H. Fischer and K. Munk: The effect of SV 40 infection on DNA synthesis in cercopithecus kidney cells. Virology **28**, 765 (1966).

Über Protein- und Nucleinsäure-Synthese in Mitochondrien aus Tumor- und Normalgeweben

Von

A. Graffi

Die Mutationstheorie der Geschwulstbildung, wie sie von unserem verehrten Geburtstagskind, Herrn Professor K. H. Bauer, bereits 1928 als eine geschlossene und abgerundete Konzeption monographisch dargestellt wurde [*1*], hat sich für die Krebsforschung als außerordentlich fruchtbar erwiesen. Es kann heute kaum noch Zweifel darüber bestehen, daß der Cancerisierung eine Änderung im genetischen Bereich der Zelle zugrundeliegt. Auch die bekannten zahlreichen Fälle einer viralen Onkogenese bei verschiedenen Tierarten können bei genügend breiter Betrachtungsweise [*6*, *20*] zwanglos in die Mutationstheorie einbezogen werden, nachdem man weiß, daß durch die Infektion mit einem Virus ein neues, in diesem Fall exogenes – also zellfremdes – genetisches Substrat in die Zelle gelangt und die in der Zelle erfolgenden Änderungen durch die Einverleibung dieser neuen genetischen Informationen verursacht werden. Darüber hinaus ist es durchaus möglich, daß zumindest bestimmte Arten virusbedingter Cancerisierungen dadurch zustande kommen, daß durch das Virus das zelleigene genetische Material eine bleibende, also mutative Veränderung erfährt.

Bei der ursprünglichen Fassung der Mutationstheorie, wie sie von K. H. Bauer und anderen Forschern konzipiert wurde, stand das Genom des Zellkerns im Mittelpunkt der Betrachtung. Zwei Jahrzehnte später wurden weitere, speziell auch extranucleare Zellbestandteile in diese Überlegungen mit einbezogen, womit die Mutationstheorie eine, wie ich glaube, berechtigte und auch nützliche Erweiterung erfuhr, zumindest wegen der vielen daraus sich ergebenden Anregungen für experimentelle Forschungen verschiedenster Art [*5*, *11*, *15*, *16*, *24*]. Durch unsere eigenen Untersuchungen über die Verteilung cancerogener Kohlenwasserstoffe, speziell des Benzpyrens in der Zelle [*4*, *5*], die eine starke Speicherung dieser Noxen im Cytoplasma und weitgehende Aussparung des Zellkerns ergaben (Abb. 1), gewannen auch die Mitochondrien als weitere mögliche Angriffspunkte für eine mutative Änderung als Grundlage der Cancerogenese ein gewisses Interesse. Speziell in den letzten Jahren sind derartige Gedankengänge dadurch weiter untermauert worden, daß man die Mitochondrien nicht nur als wichtige Stoffwechselorganellen, speziell als Zentren der Zellatmung und anderer katabolischer und anabolischer Stoffwechselleistungen erkannte, sondern auch sichere Hinweise dafür erarbeitet wurden, daß sie bedeutende Funktionen bei der Proteinsynthese und im Nucleinsäurestoffwechsel innehaben und mit eigener DNS und damit dem wichtigsten genetischen Substrat ausgestattet sind. Letztere Tatsache, deren Nachweis wir elektronen-

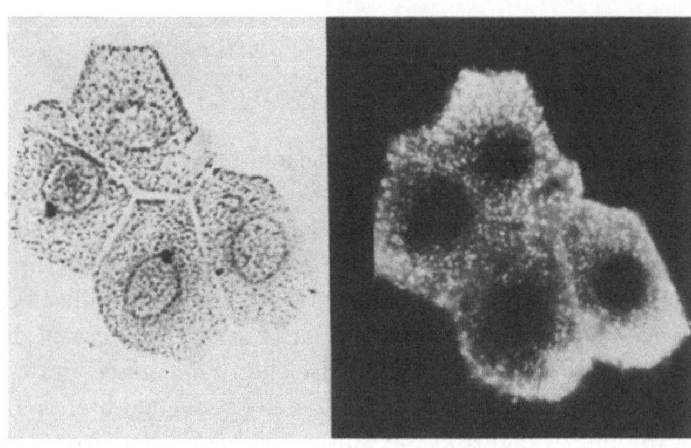

Abb. 1. Rechts im Bild: 4 Zellen nach vitaler Benzpyrenspeicherung bei fluoreszenzmikroskopischer Darstellung; links im Bild: die gleiche Zellgruppe im abgeblendeten Hellfeld

mikroskopischen Untersuchungen von Nass und Nass [*12*], histochemischen Versuchen von Chèvremont [*3*], autoradiographischen Beobachtungen von Bell und Mühlethaler [*2*] sowie biochemischen Experimenten von Schatz et al. [*19*] verdanken, in Verbindung mit dem Nachweis einer DNS-abhängigen RNS-Synthese in diesen Organellen (Wintersberger [*22*], Graffi u. Mitarb. [*7*], Neubert [*14*] u. a.) sowie schließlich der Feststellung einer intensiven Proteinsynthese (Simpson [*21*], Kalf [*9*], Roodyn [*17*], Kroon [*9a*], Graffi u. Mitarb. [*8*] u. a.) macht es sehr wahrscheinlich, daß es sich bei den Mitochondrien um Zellstrukturen mit eigenem, vom Kern mehr oder weniger unabhängigem genetischem Substrat handelt. Damit ist die Möglichkeit einer mutativen Änderung dieser Organellen und somit auch einer irreversiblen Abwandlung im Zuge der Cancerisierung, zumindest für bestimmte Geschwulstbildungsprozesse, durchaus in Betracht zu ziehen.

Diese Sachlage bewog uns, ausgehend von unseren früheren Befunden und Vorstellungen über eventuelle Beziehungen zwischen Mitochondrien und Geschwulstbildung, biochemische Untersuchungen speziell über die Protein- und RNS-Synthese in Mitochondrien vergleichend bei Tumor- und Normalgeweben in Angriff zu nehmen.

Wir wählten hierzu die Methode des Einbaues radioaktiv markierter Protein- und Nucleinsäure-Bausteine in die durch fraktionierte Zentrifugation isolierten Mitochondrien, da bei in vivo-Versuchen die Frage der genauen topographischen Lokalisation einer festgestellten Synthese wegen der sekundären Wanderungsmöglichkeit von Syntheseprodukten (speziell RNS und Proteine) aus dem Zellkern in das Cytoplasma und umgekehrt oft große Schwierigkeiten macht.

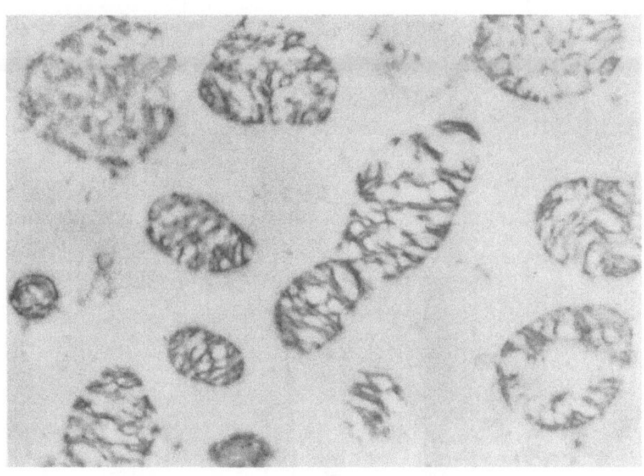

Abb. 2. Elektronenmikroskopische Darstellung eines Feinschnittes von Herzmitochondrien nach Isolierung durch fraktionierte Zentrifugation

Methodik

Aus einer großen Zahl verschiedener Normalgewebe (Leber, Niere, Herz, Hoden, Gehirn, Placenta von Maus, Ratte und Rind, Embryonalgewebe von Maus, Ratte und Huhn) und aus ca. 30 verschiedenen Mäuse-, Ratten- und Hamster-Tumoren (durch Kohlenwasserstoffe, UV und Kunststoff-Implantationen erzeugte Sarkome, Mamma-Carcinome, Lungen-Carcinome, Lebertumoren, Virusleukämien, Ehrlich-Carcinom, Sarkom 37, Walker-Carcinom, Jensen-Sarkom, Polyoma-Sarkome) wurden die Mitochondrien in 0,25 M Tris-gepufferter Rohrzuckerlösung (pH 7,4) mit Versenezusatz (10^{-3}M) unter sterilen Bedingungen bei 0° C bei $\sim$4000 g isoliert. Die Kerne wurden vorher unter laufender mikroskopischer Kontrolle des Überstandes durch zweimalige Zentrifugation bei $\sim$700 g von den Mitochondrien quantitativ abgetrennt (Abb. 2). Das Mitochondriensediment wurde zweimal auf der Zentrifuge gewaschen. Die Inkubation der Mitochondriensuspension mit dem Nucleosid ^{14}C-Uridin und den radioaktiven Aminosäuren (^{14}C-markiertes Algenproteinhydrolysat, ^{14}C-Leucin, ^{14}C-Arginin [guanidinmarkiert] und in geringerem Umfang ^{14}C-markiertes Alanin, Glycin,

Phenylalanin, Valin, Lysin, Arginin [C_5-markiert], Citrullin, ^{35}S-markiertes Cystein und Methionin sowie schließlich noch ^{3}H-markiertes Ornithin) erfolgte in Einzelproben zu je 1 ml Mitochondriensuspension (0,5 bis 1 mg Protein) bei 37° C unter Schütteln 5 – 30 min (meistens 10 min) in dem durch Magnesiumchlorid (0,01 M) und KCl (0,04 M) ergänzten Homogenisationsmedium mit je 0,2 μC aktiver Substanz. Die

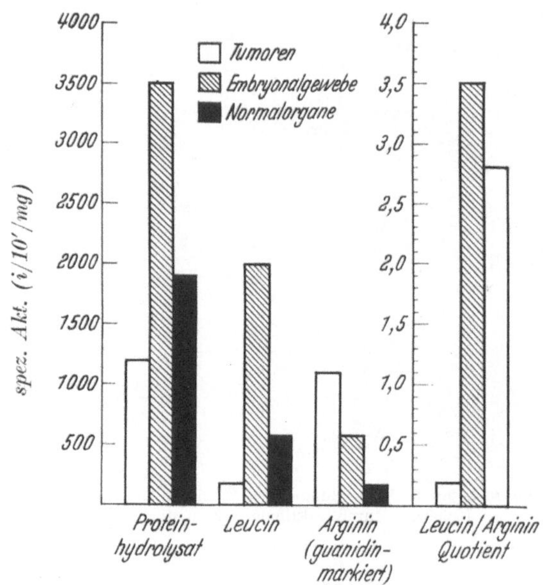

Abb. 3. Aminosäureinkorporation [Proteinhydrolysat, Leucin, Arginin (guanidinmarkiert)] in die Mitochondrien von Normal- und Tumorgewebe

Aktivitätsmessung der Proben wurde nach Fällung und mehrmaligem Waschen der Mitochondrien mit 5%iger Perchlorsäure-Lösung (PCA) unter Einbeziehung einer heißen PCA-Extraktion (15′ bei 90° C) und nachfolgender Alkohol/Äther-Behandlung nach Lösung des Proteins in konzentrierter Ameisensäure im Methandurchflußzähler vorgenommen.

Ergebnisse

Die Ergebnisse, über die ich nachfolgend berichte, wurden in gemeinsamen Versuchen mit meinen Mitarbeitern Herrn Dr. Butschak, Herrn Schneider und Herrn Kuhn erzielt.

Zunächst möchte ich auf unsere Befunde zur mitochondrialen Proteinsynthese eingehen und als erstes die Inkorporation von Algenproteinhydrolysat, Leucin und Arginin (guanidinmarkiert) bei verschiedenen Gewebsarten beschreiben (Tab. 1 u. Abb. 3). Beim Vergleich der Tumoren mit den ebenfalls schnell wachsenden Embryonalgeweben von Maus, Ratte und Huhn fallen die verminderte Inkorporation von Proteinhydrolysat und der stark reduzierte Einbau von Leucin bei den Tumoren auf. Gleichzeitig ist vor allem bei den isologen Mäusetumoren der Einbau des guanidinmarkierten ^{14}C-Arginins beträchtlich erhöht.

Tabelle 1. *Inkorporation von ^{14}C-markiertem Proteinhydrolysat, Leucin und Arginin (guanidinmarkiert) in das Mitochondrienprotein*

Gewebe	Protein-hydrolysat	Leucin	Arginin	Leucin/Arginin Quotient
Isologe Mäusetumoren (Methylcholanthren, UV, Plastikfolien)	1481 (16)	122 (30)	2198 (20)	0,06
Epithel; Mäusetumoren (Mamma, Lunge)	1813 (4)	222 (5)	809 (5)	0,27
Virale Chloroleukämien (Maus)	603 (1)	222 (1)	2070 (1)	0,11
Ehrlich-Ca; Sarkom 37	237 (3)	73 (3)	1520 (3)	0,05
Primäre Methylcholanthren-Sarkome (Maus)	2010 (1)	96 (1)	927 (1)	0,1
Rattentumoren (JENSEN, WALKER)	1128 (7)	60 (6)	549 (5)	0,11
Embryo (Maus, Ratte, Huhn)	3400 (19)	1513 (35)	503 (17)	3,0
Normalorgane Maus (Leber, Herz, Gehirn)	—	217 (3)	90 (4)	2,4
Normalorgane Ratte (Leber, Herz, Hoden)	1570 (13)	559 (17)	272 (9)	2,0
Rattenleber part. Hepatektomie 1.–4. Tag	1949 (4)	310 (4)	187 (2)	1,7
Nieren (Maus, Ratte, Rind)	1120 (11)	222 (10)	4084 (12)	0,054
Rinderleber	1414 (5)	64 (3)	11438 (6)	0,006

Dieses unterschiedliche Verhalten von Tumor- und Embryonalgewebe ist in den Werten für den Quotienten Leucin/Arginin am deutlichsten erkennbar, der bei den Tumormitochondrien im Durchschnitt 5 bis 10mal niedriger ist als bei den Mitochondrien aus Embryonalgeweben. In vielen

Einzelfällen betrug die Differenz dieses Quotienten infolge sehr niedriger Werte für das Tumorgewebe bis zu 2 Zehnerpotenzen. Eine Ausnahme bei den Tumoren scheinen unseren bisherigen Versuchen nach die Polyoma-Sarkome der Ratte und des Hamsters zu machen, bei denen bei niedrigem Leucineinbau die erhöhte Inkorporation von ^{14}C in das Protein nach Inkubation mit C_6-Arginin nur wenig ausgesprochen ist. Dagegen zeigte eine isolog transplantierte Virusleukose der Maus das für die meisten Tumoren typische Verhalten eines niedrigen Quotientenwertes. Bei den homolog transplantierten Lebertumoren der Ratte (primär durch Däna induziert) überwog der Arginineinbau die Leucininkorporation in weit geringerem Maße als bei den übrigen Tumoren. Interessant ist außerdem, daß auch primär induzierte Tumoren (Methylcholanthren-Sarkome der Maus und Ratte) eine beträchtliche, wenn auch im Vergleich zu den isolog transplantierten Tumoren geringere Herabsetzung des Leucin/Arginin-Quotienten zeigten.

Die postnatalen Normalgewebe hatten im ganzen eine viel geringere Einbauquote sämtlicher 3 aktiven Substanzen als die schnell wachsenden Embryonalgewebe, was vermutlich zum großen Teil mit der fehlenden Wachstumstätigkeit, z. T. jedoch auch mit der in den postnatalen Geweben bereits abgeschlossenen Zelldifferenzierung zusammenhängen dürfte.

Mit Ausnahme sämtlicher bisher untersuchter Nieren sowie der Rinderleber weisen die Normalgewebe im Vergleich zu den meisten Tumoren ebenfalls einen niedrigen Arginineinbau auf, so daß für die Leucin/Arginin-Quotienten ähnlich hohe Werte resultieren wie für die Mitochondrien der Normalgewebe und damit gleichzeitig die charakteristische Differenz zu den Tumormitochondrien mit ihren sehr niedrigen Quotientenwerten. Diese Differenz in der Leucin/Arginin-Relation scheint unseren bisherigen Untersuchungen nach auch bei den aus Gewebekulturen isolierten Mitochondrien vorhanden zu sein, indem für Mäuseembryonalgewebe meist höhere Leucin- als Arginineinbauquoten und somit Quotientenwerte um oder über 1,0 ermittelt wurden, während für die Mitochondrien aus HeLa-Zellen umgekehrt hohe Arginineinbauquoten bei niedrigen Leucininkorporationen angetroffen wurden (Quotientenwerte zwischen $< 0{,}1$ und 0,3).

Eine besondere Besprechung erfordert noch eine Gruppe von Organen, die zum Harnstoff-Stoffwechsel besondere Beziehungen haben, nämlich die Nieren aller bisher untersuchten Spezies (Maus, Ratte, Hamster, Rind), sowie die Rinderleber (jedoch nicht die der Maus und Ratte). Die Mitochondrien dieser zuletzt erwähnten Gewebsarten sind ebenfalls durch sehr hohe Inkorporationsquoten für ^{14}C nach Inkubation mit C_6-markiertem Arginin charakterisiert bei mittleren Inkorporationen von Leucin und Proteinhydrolysat, woraus sich sehr niedrige Leucin/Arginin-quotienten ergeben. Es ist noch erwähnenswert, daß die Rattenlebermitochondrien auch nach partieller Hepatektomie, desgleichen im Säuglingszustand, annähernd normale, d. h. über 1,0 liegende Leucin/Argininquotienten zeigen, mithin auch im Zustand der Wachstumstätigkeit des Lebergewebes mit den übrigen Normalgeweben übereinstimmen.

Beim Versuch einer Deutung dieser Inkorporationsbefunde mit Aminosäuren gelangt man zu folgenden Vorstellungen: Schnellwachsende und gleichzeitig sich differenzierende Normalgewebe, wie z. B. Embryonalgewebe, sind durch hohe Einbauquoten für die meisten Aminosäuren (hohe Werte für die Proteinhydrolysat- und ganz besonders für die Leucininkorporation) charakterisiert. Hoher mitochondrialer Leucineinbau scheint also vor allem zum Differenzierungsvorgang der Mitochondrien und vermutlich auch der ganzen Zelle engere Bezeihungen zu haben. Der sehr niedrige Leucineinbau in die Mitochondrien fast aller Tumoren kann als Zeichen der mangelhaften Differenzierungsfähigkeit der Tumormitochondrien und darüber hinaus der Tumorzelle im ganzen angesehen werden. Damit ist eventuell für einen wichtigen Unterschied zwischen wachsender Normalzelle und der ebenfalls schnell wachsenden, aber zur Differenzierung partiell oder völlig unfähigen malignen Zelle ein biochemisches Merkmal gegeben. Die bei den meisten postanatalen Normalgeweben im Vergleich zu den Embryonalgeweben niedrigen Einbauquoten für Proteinhydrolysat und Leucin sind möglicherweise mit der hier bereits vollzogenen Differenzierung zu erklären, z. T. eventuell auch mit der sistierenden Wachstumstätigkeit. Die hohe Argininkorporation in die meisten Tumoren, die sich aus dem feineren Mechanismus dieser Inkorporation ableiten läßt, bedarf einer besonderen Besprechung und soll deshalb später erfolgen.

Eine wichtige Frage ist, ob die gemessenen Inkorporationen auf die Mitochondrien selber zu beziehen sind oder aber Verunreinigungen der Mitochondrienfraktion dafür verantwortlich sein könnten.

Zellkerne als Verunreinigung sind sowohl auf Grund der genauen mikroskopischen Kontrolle während der Aufarbeitung als auch anhand von Feulgenfärbungen der ausgestrichenen Mitochondrienfraktionen praktisch auszuschließen. Anders steht es mit mikrosomalen Verunreinigungen, von denen unsere Mitochondrienfraktionen sicher nicht frei sind. Speziell die ribosomalen Anteile der Mikrosomen stehen bekanntlich im Zentrum der cellulären Eiweißsynthese. Die Möglichkeit einer ribosomalen Herkunft der von uns ermittelten Proteinsynthese wurde durch 2 Versuchsanordnungen weitgehend ausgeschlossen:

1. Zusatz von Mikrosomen zu unseren Mitochondrienansätzen in unterschiedlichen Mengenverhältnissen (0,1–1:1) ergab keine Steigerung der Einbauquoten für Leucin, Arginin und Proteinhydrolysat.

2. In gleicher Weise wie mit der Mitochondrienfraktion durchgeführte Inkorporationsversuche mit Zellkernen sowie mit mitochondrienfreien Mikrosomen ergaben auch nach Zugabe von ATP mit wenigen Ausnahmen (z. B. Leucin bei Tumorzellkernen) viel niedrigere Einbauquoten als für die Mitochondrien (Tab. 2). Am größten waren die Differenzen beim Arginin.

Tabelle 2. *Aminosäureinkorporation in verschiedene Zellfraktionen*

Gewebsart		Mitochondrien %	Kerne %	Mikrosomen %
Tumoren (Maus, Ratte)	Protein-hydrolysat	100	63	40
	Leucin	100	167	63
	Arginin	100	15	17
Embryonal-gewebe	Protein-hydrolysat	100	20	13
	Leucin	100	13	19
	Arginin	100	7	12

Tabelle 3. *Aminosäureinkorporation in Prozent der Inkorporation von Proteinhydrolysat (=100)*

	Leucin	Arginin guanidin-markiert	Valin	Phenylalanin	Lysin	Glycin	Methionin ^{14}C-markiert	Methionin ^{35}S-markiert	Cystein ^{35}S-markiert	Citrullin	Ornithin
Embryonalgewebe (Ratte, Maus, Huhn)	29 (12)	17 (9)	9 (5)	5 (6)	9 (9)	1 (9)	24 (2)	—	647 (2)	0 (2)	—
Rattenleber	14 (9)	5 (5)	8 (9)	8 (9)	12 (9)	5 (4)	—	36 (1)	578 (1)	2 (1)	—
div. Tumoren der Maus und Ratte	12 (8)	197 (6)	9 (2)	5 (4)	11 (5)	5 (3)	28 (2)	34 (1)	1460 (3)	9 (4)	8 (2)

Anzahl der Versuche in ()

Einbauversuche mit den übrigen Aminosäuren (Tab. 3) ergaben bis jetzt, speziell im Hinblick auf Differenzen zwischen Mitochondrien aus Tumor- und Normalgeweben, keine Signifikanz. Mit Ausnahme des Cysteins, für das sehr hohe Einbauquoten bei allen Geweben ermittelt wurden, die selbst die Argininінkorporation in die Nieren- und Tumormitochondrien bei weitem übertrafen, lagen die Inkorporationswerte in der Größenordnung des Leucineinbaues oder meistens sogar noch darunter. Methionin scheint bei vielen Geweben ebenfalls in etwas stärkerem Maße als der Durchschnitt der übrigen Aminosäuren inkorporiert zu werden. Bemerkenswert ist außerdem der sehr geringe Einbau von Citrullin und Ornithin sowie der nur mäßige von C_5-markiertem Arginin auch in die Gewebsarten, die (wie Tumoren, Nieren und Rinderleber) eine hohe Inkorporation bei Verwendung von guanidinmarkiertem Arginin aufweisen. Diese Tatsachen sind wesentlich für die weitere Analyse des Mechanismus der Argininkorporation in die Mitochondrien bestimmter Gewebsarten.

Tabelle 4. *Einfluß verschiedener Atmungssubstrate auf die Aminosäureinkorporation in das Mitochondrien-Protein*

		α-Ketoglutarsäure	β-Oxybuttersäure	Bernsteinsäure	Brenztraubensäure	Citrat
1. Tumoren						
a) Proteinhydrolysat	1101	952	1306	1061	1069	927
2. Leber und Niere vom Rind						
a) Proteinhydrolysat	1336	1156	1423	—	945	—
b) Arginin	15269	14484	14454	~16000	12022	—
3. Leber von Ratten und Rattenembryonen						
a) Proteinhydrolysat	680	480	1360	640	380	475
b) Leucin	750	730	830	590	1650	760

In einer Reihe von Versuchen wurde von uns die Wirkung verschiedener Zusätze auf die Aminosäureinkorporation untersucht. Zugabe von Aminosäuregemisch, unter Ausklammerung der in aktiver Form zugesetzten Aminosäure, sowie von ATP und von Magnesiumionen zeigte keine Förderung, sondern häufig sogar eine gewisse Hemmung. Auch die verschiedenen Atmungssubstrate (Tab. 4) wie α-Ketoglutarsäure, β-Oxybuttersäure, Bernsteinsäure, Milchsäure (5 mM) etc. förderten die Inkorporation nicht regelmäßig; beim Proteinhydrolysat war durch α-Ketoglutarsäurezusatz oft sogar eine deutliche Hemmwirkung zu verzeichnen. Ribonuclease-Zusatz zu der Mitochondriensuspension während der Inkubation war wirkungslos (Tab. 5), vermutlich weil das großmolekulare Enzym die Mitochondrienmembran nicht passieren kann. Damit ist eine weitere wichtige Differenzierungsmöglichkeit zwischen der mitochondrialen und der außerordentlich Ribonuclease-empfindlichen ribosomalen Proteinsynthese gegeben. Vermutlich aus dem gleichen Grund (nämlich wegen mangelhaften Eindringens in das Innere der Mitochondrien) zeigen auch Actinomycin D, Chloramphenicol und Puromycin – also spezifische

Tabelle 5. *Einfluß von Ribonuclease* (20–100 μg/ml) *auf die Aminosäureinkorporation der Mitochondrien*

Gewebsart	Proteinhydrolysat		Leucin		Arginin	
	Kontrolle	RNase	Kontrolle	RNase	Kontrolle	RNase
Mäusetumoren	1394	2100	183	184	2027	2183
Rattentumoren	697	751	155	182	580	542
Hühner-embryonen	3078	3003	1158	1130	537	514
Rattenleber	1086	927	127	118	38	52

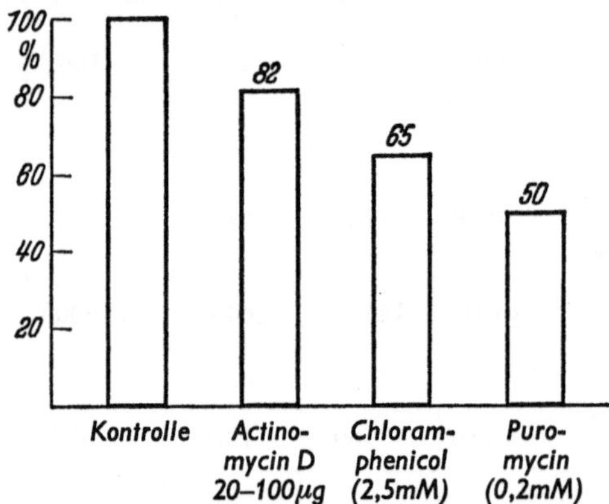

Abb. 4. Direkte und indirekte Inhibitoren der Proteinsynthese. Wirkung auf Aminosäure-Inkorporation (Mittelwert aus 8–10 Versuchen)

direkte oder indirekte Inhibitoren der ribosomalen und nuclearen RNS- und Proteinsynthese – nur unregelmäßige und meist nur geringe Hemmung der mitochondrialen Proteinsynthese (Abb. 4). Erwähnenswert ist noch, daß die Inkorporation bei sämtlichen Aminosäuren bei 37° C unter den von uns benutzten Bedingungen nur kurze Zeit, nämlich 5–10 min lang, zeitproportional verläuft und später stark abfällt, vermutlich infolge zunehmender Schädigung der Mitochondrien bei der höheren Temperatur und des dadurch eintretenden Verlustes an für die Synthese notwendigen Faktoren. Diese Erschöpfung der proteinsynthetisierenden Funktion kann auch durch Zusatz von Aminosäuren, Atmungssubstraten oder ATP nicht verhindert werden.

Durch KCN ($4 \cdot 10^{-2}$M) wird die Inkorporation des aktiven Kohlenstoffatoms von guanidinmarkiertem Arginin, vor allem bei Mitochondrien mit hohen Einbauquoten (Tumoren, Niere, Rinderleber), stark gehemmt[1]. Daraus kann eventuell auf die Mitwirkung eines schwermetallhaltigen Enzyms an der Inkorporation des Guanidinrestes geschlossen werden. Dagegen ist die Zugabe von Dinitrophenol beim guanidinmarkierten Arginin praktisch wirkungslos. Der Einbau des guanidinmarkierten ^{14}C-Arginins, z. B. in die Tumor- und Nierenmitochondrien, erfolgt auch

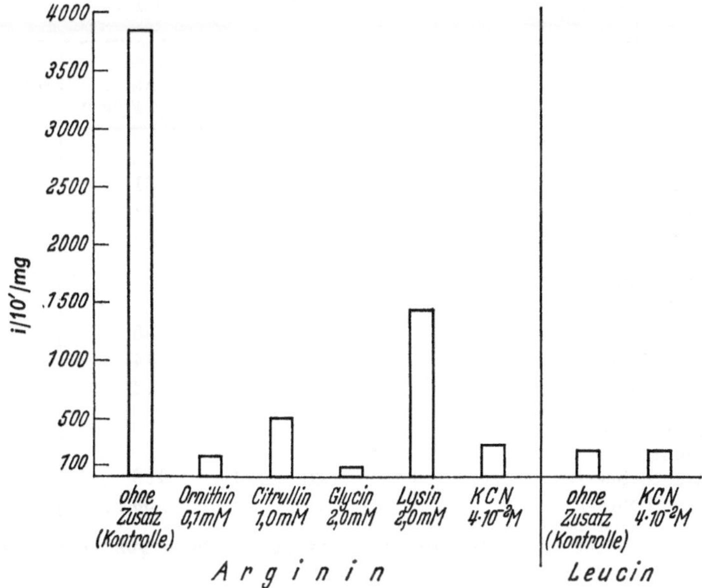

Abb. 5. Hemmung der Argininkorporation in das Mitochondrien-Protein von Methylcholanthren-Sarkomen (Maus)

unter Ausschluß von O_2 – also in N_2-Atmosphäre – in unvermindertem Maße. Bei anderen Aminosäuren, z. B. Leucin oder Proteinhydrolysat etc., ist hingegen in N_2-Atmosphäre oft eine starke Verminderung der Einbaurate vorhanden, desgleichen auch bei gleichzeitiger Wirkung von Dinitrophenol als Entkoppler der oxydativen Phosphorylierung in hohen Konzentrationen. Eigenartig ist eine starke Steigerung des Einbaues von C_5-markiertem Arginin in die Mitochondrien von Mäuse- und Rattennieren nach Zugabe von KCN (ab 10^{-3} M).

Im Gegensatz zum Leucin- und Proteinhydrolysateinbau wird die ^{14}C-Inkorporation nach Inkubation mit C_6-, also guanidinmarkiertem Arginin noch durch folgende Zusätze gehemmt (Abb. 5): Starke Hem-

[1] Bei der Hemmwirkung höherer KCN-Konzentrationen ($> 1 \cdot 10^{-2}$M) handelt es sich um einen pH-Effekt im Sinne einer Verschiebung in alkalischer Richtung.

mung durch Ornithin (0,1 mM), Glycin (ab 0,1 mM), mäßige Hemmung durch Citrullin und Lysin (ab 1,0 mM) und Guanidinoessigsäure, schwache Hemmung durch Histidin (ab 1,0 mM). Die übrigen getesteten Aminosäuren zeigten keine Wirkung, desgleichen Guanidin, Harnstoff, NH_4^+ und CO_3^- Ionen. Der Umstand, daß nur am Guanidin C-Atom-markiertes Arginin (Tab. 6) diese hohe Einbauquote in das Protein von Nieren-,

Tabelle 6. *Vergleich der Einbauquoten von guanidin- und C_5-markiertem Arginin in die Mitochondrienproteine verschiedener Gewebsarten*

Gewebsart	Arginin (guanidinmarkiert) I/10′/mg Protein	Arginin* (C_5-markiert) I/10′/mg Protein	Quotient
Tumoren			
UV-Sarkome	1359	31	44
Ehrlich-Ca	1575	14	113
Chloroleukämie	2070	59	35
Normalgewebe mit hohem Arginineinbau			
Maus: Niere	1365	36	38
Niere	1520	44	35
Niere	1845	73	25
Normalgewebe mit niedrigem Arginineinbau			
Ratte: Leber	88	150	0,6
Maus: Leber	76	69	1,1

* Spezifische Aktivität etwa dreimal niedriger als beim guanidinmarkierten Arginin.

Tumor- und Rinderlebermitochondrien zeigt, während C_5-markiertes Arginin und desgleichen ^{14}C-Citrullin und ^{3}H-Ornithin eine nur geringe Inkorporation erfahren, spricht dafür, daß überwiegend nicht das unveränderte Argininmolekül in das Mitochondrienprotein eingebaut wird, sondern nur dessen Guanidinanteil oder bestimmte Derivate desselben[1]. Es ist weiterhin unwahrscheinlich, daß das Arginin in den Mitochondrien in größerem Ausmaß zum Aufbau von basischen Proteinen vom Histon- oder Protamintyp benutzt wird, da die an das Mitochondrienprotein

[1] Die Inkorporation des Guanidinanteils des Arginins in das Protein verschiedener Mitochondrienarten (Tumoren, Nierengewebe, Rinderleber) erwies sich nach unseren neuesten Untersuchungen zum größten Teil als eine sehr feste, einer Extraktion mit 5% PCA oder TCA bei 90° C widerstehende Bindung des abgespaltenen Amidins mit einer Transamidinase, die in diesen Mitochondrienarten in besonders hohen Konzentrationen vorhanden zu sein scheint. Der Amidin-Ferment-Komplex wird bei alkalischer Reaktion aufgespalten.

gebundene Aktivität weder durch HCl/Alkohol noch durch Citronensäure/NaCl-Lösung extrahierbar ist. Beim Aufschluß des aktiven Mitochondrienproteins nach SANGER [*18*] sind nach der Inkorporation von Proteinhydrolysat und Leucin über 90% der Aktivität in den Restketten der Peptide zu finden und nur ein geringer Anteil in den Endgruppen, womit die hier nachgewiesene Inkorporation als echte Proteinsynthese ausgewiesen wird. In diesem Sinne spricht auch die Tatsache, daß speziell bei Leucin und überwiegend auch bei Proteinhydrolysat die Aktivität der Proteine auch nach einer Umfällung mit PCA nach Lösung in verdünnter NaOH quantitativ erhalten bleibt.

Als einen wesentlichen Befund unserer Untersuchungen über den Einbau von markierten Aminosäuren in die Proteine verschiedener Mitochondrienarten betrachten wir die geringe Leucininkorporation und hohe $^{14}C_6$-Argininkorporation in das Mitochondrienprotein bei malignen Tumoren. Die verminderte Leucininkorporation kann, wie bereits erwähnt wurde, eventuell als Ausdruck der mangelhaften Differenzierungsfähigkeit der Tumorzellen angesehen werden, da die Mitochondrien aus Embryonalgeweben durch besonders hohe Leucineinbauquoten gekennzeichnet sind. Die stark erhöhte Argininkorporation, die nur den Guanidinanteil betrifft, hängt eventuell in der Weise mit der Malignität zusammen, daß durch die vermehrte Argininkorporation auf Grund des hohen N-Gehaltes im Guanidinanteil in der Geschwulstzelle die Voraussetzungen für eine gesteigerte zelleigene Produktion von Aminosäuren und eventuell auch Nucleinsäurebasen und damit für autonomes Wachstum realisiert werden. Bei den Nieren- und Rinderlebermitochondrien hängt der hohe Arginineinbau sehr wahrscheinlich mit dem Harnstoff-Stoffwechsel zusammen, eventuell im Sinne einer ökonomischen Retention von wertvollem Aminostickstoff, anstatt ihn über die Arginasereaktion als Harnstoff auszuscheiden.

In weiteren Versuchen wurde von uns die Inkorporation von ^{14}C-markiertem Uridin in die RNS der Mitochondrien untersucht. Diese Frage, die in den letzten 2 Jahren von verschiedenen Autoren experimentell bearbeitet wurde (WINTERSBERGER [*22*, *23*], LUCK und REICH [*10*], NEUBERT [*13*, *14*] sowie eigene Untersuchungen [*7*]), ist für den Beweis einer selbständigen genetischen Funktion der Mitochondrien von besonderer Wichtigkeit, da der Nachweis einer RNS-Synthese auf Grund unseres heutigen Wissens das Vorhandensein von genetisch aktiver DNS praktisch sicherstellt. Es wurden die gleichen Tumor- und Normalgewebe, speziell Embryonalgewebe, für die Mitochondrienisolierung benutzt wie für die Aminosäureinkorporation und die Mitochondrien auch in gleicher Weise isoliert. Auch die Ansätze und die weitere Aufarbeitung und Messung entsprachen denen der Aminosäureinkorporationen, wobei pro 1 ml Probe der Mitochondriensuspension in dem Inkubationsmedium nach Wintersberger [22] 0,2 μC ^{14}C-markiertes Uridin zugesetzt wurde. Aus Tab. 7 ist ersichtlich, daß in das in der Kälte gefällte und mehrfach mit kalter PCA und Alkohol/Äther ausgewaschene Mitochondrienpräzipitat eine eindeutig nachweisbare Menge Uridin inkorporiert wird. Die Inkorporation scheint bei embryonalen Mitochondrien größer zu sein als bei den Mitochondrien aus Tumoren und postnatalen Normalorganen. Die mitochondriale Natur dieser RNS-Synthese ergibt sich in ähnlicher Weise wie bei der Proteinsynthese aus deren mangelhafter

Tabelle 7. *Einbau von ^{14}C-Uridin in Mitochondrien (Embryonalgewebe Ratte)*

	Zusätze	Inkubationszeit	Einbau 10'/mg Protein
Mitochondrien 2× gewaschen	—	—	—
	—	10′	137
	—	20′	163
	—	30′	38
	DNase (10 μg)	10′	155
	RNase (10 μg)	10′	115
	Actinomycin (0,2 mg)	10′	71
4× gewaschen	—	—	—
	—	10′	135
Mitochondrien mit heißer PCA behandelt	—	—	—
	—	10′	9

Hemmung durch Ribonuclease-Zusatz sowie durch Actinomycin D[1]. Die Erklärung hierfür ist in erster Linie die mangelhafte Durchlässigkeit der Mitochondrienmembran für beide Substanzen, wie dies auch von anderen Autoren (Neubert [14] u. a.) angenommen wurde. Daß der Einbau in die mitochondriale RNS und nicht etwa auf Umwegen in den Proteinanteil der Mitochondrien erfolgt, ergibt sich aus der Tatsache, daß die Aktivität durch eine Heißextraktion mit 5%iger PCA in 5 min quantitativ verschwindet.

Wenn auch auf die diesen Untersuchungen zugrunde liegende Hauptfrage, ob zwischen Tumor- und Normalzellen hinsichtlich des Protein- und Nucleinsäurestoffwechsels ihrer Mitochondrien charakteristische Unterschiede bestehen, noch keine endgültige Antwort gegeben werden kann, so lassen die bisherigen Befunde diese neue Arbeitsrichtung dennoch als aussichtsreich erscheinen. Aus diesem Grunde werden wir uns in weiteren Experimenten vor allem der feineren Analyse der Protein- und

[1] Für das Actinomycin D sind wir Herrn Prof. Dr. E. Wynder, Sloan-Kettering-Institut New York, zu großem Dank verpflichtet.

NS-Synthese in den Mitochondrien verschiedener normaler und maligner Gewebearten zuwenden, da sich auf dieser Grundlage möglicherweise auch gewisse Ansatzpunkte für therapeutische Möglichkeiten abzeichnen könnten.

Literatur

[1] BAUER, K. H.: Mutationstheorie der Geschwulstentstehung. Springer, Berlin 1928; Fortschritte der Vererbungslehre und Geschwulstfrage. Langenbecks Arch. klin. Chir. **152**, 278 (1928).

[2] BELL, P. R., and K. MÜHLETHALER: Evidence for the presence of deoxyribonucleic acid in the organelles in the egg cells of Pteridium aquilinum. J. mol. Biol. **8**, 853 (1964).

[3] CHÈVREMONT, M.: Localization and synthesis of deoxyribonucleic acids in the cytoplasm of somatic cells of vertebrates: the role of mitochondria. Biochem. J. **85**, 25 P (1962).

[4] GRAFFI, A.: Zelluläre Speicherung cancerogener Kohlenwasserstoffe. Z. Krebsforsch. **49**, 477 (1939).

[5] —: Intrazelluläre Benzpyrenspeicherung in lebenden Normal- und Tumorzellen. Z. Krebsforsch. **50**, 196 (1940); Einige Betrachtungen zur Ätiologie der Geschwülste, speziell zur Natur des wirksamen Agens der zellfrei übertragbaren Hühnertumoren. Z. Krebsforsch. **50**, 501 (1940); Beitrag zur Wirkungsweise der cancerogenen Reize und zum chemischen Aufbau normaler und maligner Zellen. Arch. Geschwulstforsch. **1**, 61 (1949).

[6] —: Experimentelle Untersuchungen zur Ätiologie der Leukämien. Z. ges. inn. Med. **13**, 961 (1958); Betrachtungen zu den Theorien der Krebsentstehung. Arch. Geschwulstforsch. **22**, 13 (1963).

[7] —, E. J. SCHNEIDER, und G. BUTSCHAK: Zur Frage der Nukleinsäure- und Proteinsynthese in Mitochondrien verschiedener Säugetiergewebe. Dtsch. Gesundh.-Wes. **20**, 99 (1965); GRAFFI, A., G. BUTSCHAK und E. J. SCHNEIDER: Über Unterschiede der in-vitro-Inkorporation von ^{14}C-Arginin und ^{14}C-Leucin in die Mitochondrienproteine verschiedener Tumor- und Normalgewebe. Dtsch. Gesundh.-Wes. **20**, 1643 (1965).

[8] —, G. BUTSCHAK, E. J. SCHNEIDER, und W. KUHN: Über die Proteinsynthese in vitro von Mitochondrien aus Normal- und Tumorgeweben. Acta biol. med. german. **15**, 826 (1965).

[9] KALF, G. F., and M. A. GRECE: The in vitro incorporation of ^{19}C-amino acids into the contractile protein of intact lamb heart mitochondria. Biochem. biophys. Res. Commun. **17**, 674 (1964).

[9a] KROON, A. M.: Protein synthesis in heart mitochondria. I. Amino acid incorporation into the protein of isolated beef-heart mitochondria and fractions derived from them by sonic oscillation. Biochim. Biophys. Acta **72**, 391 (1963).

[10] LUCK, D. J. L., and E. REICH: DNA in mitochondria of Neurospora crassa. Proc. nat. Acad. Sci. **52**, 931 (1964).

[11] MICHAELIS, P.: Zur Theorie der Krebsentstehung. Z. Krebsforsch. **56**, 165 (1948).

[12] NASS, M. M. K., and S. NASS: Intramitochondrial fibers with DNA characteristics. I. Fixation and electron staining reactions. J. Cell Biol. **19**, 593 (1963); NASS, S., and M. M. K. NASS: Intramitochondrial fibers with DNA characteristics. II. Enzymatic and other hydrolytic treatments. J. Cell. Biol. **19**, 613 (1963).

[*13*] NEUBERT, D.: Beeinflussung des Aminosäure-Einbaus in Mitochondrienproteine durch Hemmstoffe des intermediären Stoffwechsels. Naunyn-Schmiedebergs Arch. exp. Path. Pharmak. **247**, 372 (1964).

[*14*] — und H. HELGE: Studies on nucleotide incorporation into mitochondrial RNA. Biochem. biophys. Res. Commun. 18, 600 (1965).

[*15*] NOTHDURFT, H.: Zur Theorie der primären Geschwulstursachen. Z. Krebsforsch. **56**, 176 (1948).

[*16*] PLATE, L.: Vererbungslehre, Band 3. Jena: Gustav Fischer-Verlag (1938).

[*17*] ROODYN, D. B.: Protein synthesis in mitochondria. I. The controlled disruption and subfractionation of mitochondria labelled in vitro with radioactive valine. Biochem. J. **85**, 177 (1962).

[*18*] SANGER, F.: The arrangement of amino acids in proteins. Advanc. Protein Chem **7**, 1 (1952).

[*19*] SCHATZ, G., E. HASLBRUNNER, und H. TUPPY: Intramitochondriale Deoxyribonukleinsäure in Säugetierzellen. Mh. Chem. **95**, 1135 (1964).

[*20*] SEELICH, F.: Neuere Anschauungen über die Ursachen der Krebsentstehung. Wien. klin. Wschr. **68**, 1009 (1956).

[*21*] SIMPSON, M. V.: Protein biosynthesis. Ann. Rev. Biochem. **31**, 333 (1962).

[*22*] WINTERSBERGER, E.: DNA-abhängige RNA-Synthese in Rattenleber-Mitochondrien. Hoppe-Seyler's Z. physiol. Chem. **336**, 285 (1964).

[*23*] — und H. TUPPY: DNA-abhängige RNA-Synthese in isolierten Hefe-Mitochondrien. Biochem. Z. **341**, 399 (1965).

[*24*] WOODS, M. W., and H. G. DUBUY: Cytoplasmic diseases and cancer. Science **102**, 591 (1945).

Die Cocarcinogene des Crotonöls

Von

E. HECKER

Cocarcinogene sind – wie der Name zum Ausdruck bringen soll – Substanzen, die im Zusammenwirken mit Carcinogenen Krebs erzeugen. Das am häufigsten verwendete und zugleich wirksamste Cocarcinogen der experimentellen Krebsforschung ist das Crotonöl, ein pflanzliches Öl, das durch Auspressen der Samen der Euphorbiacee Croton tiglium L. gewonnen wird. Seine Anwendung als Cocarcinogen spielt für die Theorie der Carcinogenese eine wichtige Rolle, seit BERENBLUM (1941) und viele Nachbearbeiter die Zwei- oder Mehrstufenhypothese der Carcinogenese formuliert haben. Diese Hypothese bietet dem Biochemiker Ansatzpunkte, den komplizierten Gesamtablauf der Carcinogenese in einzelne Abschnitte zu zerlegen und sie auf molekular-biologischer Ebene getrennt zu untersuchen. So wertvoll die Zwei- oder Mehrstufenhypothese in dieser Hinsicht erscheint, sie hat die Schwäche, nicht allgemein anerkannt zu sein, weil die detaillierten Schlüsse bezüglich des Mechanismus der Carcinogenese, die sie zieht, auf Versuche zurückgehen, die mit unreinen Substanzen ausgeführt sind: das Crotonöl stellt ein komplexes Gemisch von Lipiden dar, und es war trotz vielfältiger Bemühungen bis vor kurzem weder gelungen, die in dem Öl enthaltenen cocarcinogenen Wirkstoffe rein darzustellen noch über ihre chemische Natur eine Aussage zu machen (SALAMAN 1958).

Um saubere Voraussetzungen für die biochemische Problemstellung zu schaffen, haben wir uns seit 1958 mit der Reindarstellung der Wirkstoffe des Crotonöls – zunächst im Institut meines verehrten Lehrers in München, dann hier im Deutschen Krebsforschungszentrum in Heidelberg – eingehend befaßt. Durch Anwendung geeigneter biologischer Tests (HECKER 1963) in Kombination mit einem wirkungsvollen Trennungsgang (HECKER, JARCZYK, MEYER, BRESCH u. BRACHMANN 1965) ist es uns vor kurzem gelungen, aus Crotonöl acht reine Wirkstoffe zu isolieren. Publikationen über diesen Abschnitt unserer Arbeiten konnten wir unserem verehrten Jubilar zum heutigen Festtag widmen (HECKER, KUBINYI 1965; CLARKE u. HECKER 1965), so daß ich auf die Isolierung und Reindarstellung der Wirkstoffe hier nicht weiter einzugehen brauche. Vielmehr möchte ich in Tab. 1 sogleich die reinen Wirkstoffe vorstellen, die wir zunächst mit A_1 und B_1 bis B_7 bezeichnet haben. Man erkennt

Tabelle 1. *Zur chemischen Struktur der aus Crotonöl isolierten Wirkstoffe*

Wirkstoffe	kurzkettige Fettsäure $-C(=O)-R_1$	langkettige Fettsäure $-C(=O)-R_2$	Grundalkohol der Wirkstoffe
A_1: $C_{36}H_{56}O_8$	$-C(=O)-CH_3$	$-C(=O)-(CH_2)_{12}-CH_3$	
B_1: $C_{37}H_{58}O_8$	$-C(=O)-CH(CH_3)-CH_2-CH_3$*	$-C(=O)-(CH_2)_{10}-CH_3$	
B_2: $C_{35}H_{54}O_8$	$-C(=O)-CH(CH_3)-CH_2-CH_3$*	$-C(=O)-(CH_2)_8-CH_3$	$C_{20}H_{28}O_6$
B_3: $C_{35}H_{52}O_8$	$-C(=O)-C(CH_3)=C(H)-CH_3$	$-C(=O)-(CH_2)_8-CH_3$	*Phorbol* (Diterpen)
B_4: $C_{34}H_{52}O_8$	$-C(=O)-CH_3$	$-C(=O)-(CH_2)_{10}-CH_3$	$5 - OH$ $1 > C=O$ $2 > C=C<$
B_5: $C_{33}H_{50}O_8$	$-C(=O)-CH(CH_3)-CH_2-CH_3$*	$-C(=O)-(CH_2)_6-CH_3$	
B_6: $C_{33}H_{48}O_8$	$-C(=O)-C(CH_3)=C(H)-CH_3$	$-C(=O)-(CH_2)_6-CH_3$	
B_7: $C_{32}H_{48}O_8$	$-C(=O)-CH_3$	$-C(=O)-(CH_2)_8-CH_3$	

* (+)-S-Isomeres.

aus den Bruttoformeln, daß es sich um Substanzen mit 32 bis 37 C-Atomen handelt, die außer Wasserstoff ohne Ausnahme jeweils 8 Sauerstoffatome, aber keinen Stickstoff enthalten. Die genauere chemische Untersuchung, u. a. unter Einsatz der von Herrn von ARDENNE entwickelten, besondere

Vorteile bietenden Elektronenanlagerungs-Massenspektrometrie (v. ARDENNE, STEINFELDER u. TÜMMLER 1961), hat gezeigt, daß alle diese Wirkstoffe nach demselben Prinzip gebaut sind: Sie enthalten einen Grundalkohol der Bruttozusammensetzung $C_{20}H_{28}O_6$ (Tab. 1), den wir – einem Vorschlag FLASCHENTRÄGERS (1934) folgend – *Phorbol* nennen, und dessen 6 Sauerstoffatome aufgeschlüsselt werden konnten in 5 Hydroxyl- und 1 Carbonyl-Gruppe sowie 2 C=C-Doppelbindungen (HECKER, BRESCH u. MEYER 1965).

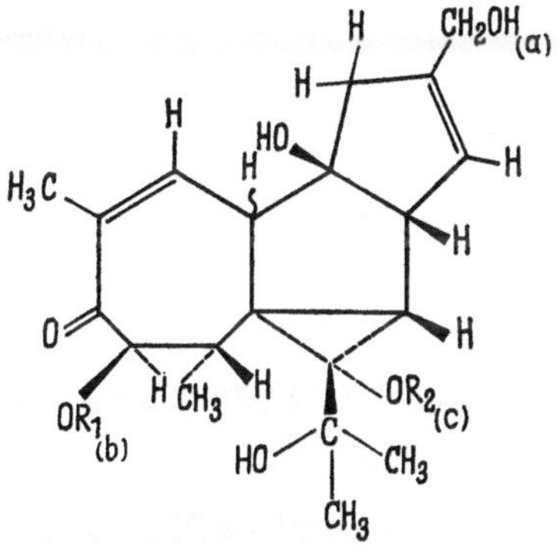

Abb. 1. Strukturvorschlag für Phorbol ($R_1 = R_2 = H$) und die Wirkstoffe aus Crotonöl (R_1, R_2 = kurz- bzw. langkettiger Fettsäurerest (HECKER, KUBINYI, v. SZCZEPANSKI, HÄRLE u. BRESCH 1965)

Der trotz gleichen Grundalkohols bestehende Unterschied in der Bruttozusammensetzung der Wirkstoffe kann auf Veresterung des Phorbols mit verschiedenen Fettsäuren zurückgeführt werden. So enthält z. B. der Wirkstoff A_1 Essigsäure und Myristinsäure, der Wirkstoff B_3 Tiglinsäure und Caprinsäure und der Wirkstoff B_5 α-Methylbuttersäure und Caprinsäure. Generell sind in den Wirkstoffen zwei der fünf Hydroxylgruppen des Phorbols mit je einem kurzkettigen und einem langkettigen Fettsäurerest verestert.

Die eingehende, aber noch nicht abgeschlossene chemische Untersuchung des Grundalkohols mit modernsten Methoden der Naturstoffchemie – wie UV- und IR-Spektrometrie, Protonenresonanz- und Massenspektrometrie – hat gezeigt, daß Phorbol ein bisher unbekanntes tetracyclisches Diterpen ist, dessen wahrscheinliche Struktur Abb. 1 wiedergibt. Danach ist im Phorbol ein 7-Ring mit einem 3- und einem 5-Ring und der letzte wiederum mit einem weiteren 5-Ring verknüpft. In den Wirkstoffen sind die kurz- bzw. langkettigen Fettsäurereste esterartig mit den Hydroxylgruppen (b) bzw. (c) verknüpft, während die Hydroxylgruppe (a) sowie auch die beiden tertiären Hydroxylgruppen frei vorliegen.

Die entzündlich und cocarcinogen hoch aktiven Wirkstoffe A_1 und B_1 bis B_7 sind, wie bereits erwähnt, über einen langwierigen und zeitraubenden Trennungsgang aus Crotonöl isoliert worden (Abb. 2, linke Seite). Weiter gelingt es durch Alkoholyse des Crotonöls, das Phorbol als kristalline Substanz direkt und in kurzer Zeit zu gewinnen. Zu unserer Überraschung hat sich aber gezeigt, daß Phorbol im Gegensatz zu den isolierten Wirkstoffen weder entzündlich noch cocarcinogen aktiv ist, ein Befund, der für den Wirkungsmechanismus der Cocarcinogene von besonderem Interesse ist (Hecker, Bresch u. Meyer 1965). Durch

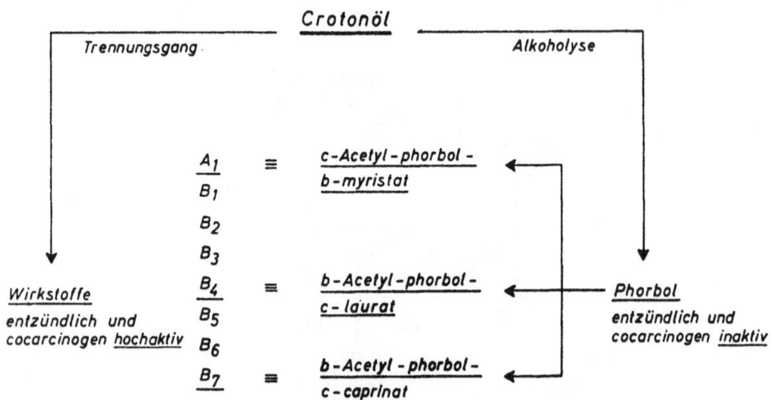

Abb. 2. Isolierung der Wirkstoffe und des Phorbols aus Crotonöl sowie Partialsynthese der Wirkstoffe A_1, B_4 und B_7, schematische Übersicht (Hecker, Kubinyi, Schairer, v. Szczepanski und Bresch)

geeignete Veresterung der Hydroxylgruppen (b) und (c) des Phorbols ist es uns in den letzten Monaten gelungen, neben anderen Phorbolestern insbesondere

c-Acetyl-phorbol-b-myristat

b-Acetyl-phorbol-c-laurat und

b-Acetyl-phorbol-c-caprinat

partialsynthetisch herzustellen (Abb. 2). Diese Ester erwiesen sich in allen physikalischen und chemischen Eigenschaften identisch mit den isolierten Wirkstoffen A_1, B_4 und B_7 und als entzündlich und cocarcinogen hochaktiv. Damit sind wir nunmehr in der Lage, auf relativ einfache Weise beliebige Mengen dieser Wirkstoffe für unsere weiteren Untersuchungen bereitzustellen.

Mit der Synthese dieser Wirkstoffe sind wir der Analyse des Mechanismus der Carcinogenese der Mäusehaut ein erhebliches Stück näher gekommen. Sie soll auf zwei Wegen erfolgen:

1. *durch quantitative Untersuchung der Dosis-Wirkungsbeziehungen sowohl für die entzündliche als auch für die cocarcinogene Aktivität dieser Substanzen.*

In Abb. 3 ist als Beispiel die Dosis-Wirkungs-Kurve für die entzündliche Aktivität des synthetischen Wirkstoffs B_7 am Mäuseohr wiedergegeben, die in Zusammenarbeit mit dem Institut für Dokumentation, Information und Statistik unseres Krebsforschungszentrums ermittelt wurde. Die hohe entzündliche Aktivität des Wirkstoffes wird deut-

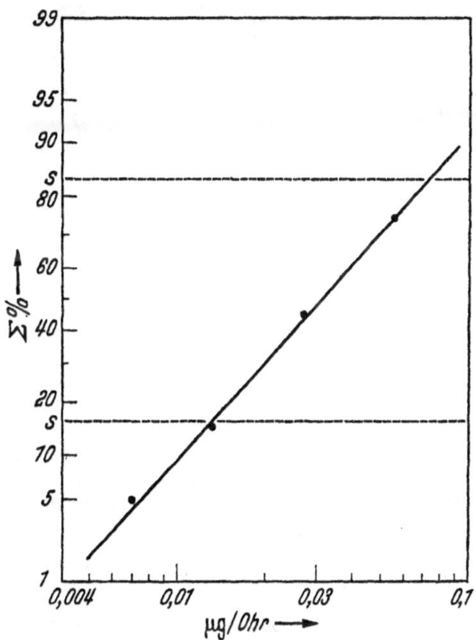

Abb. 3. Entzündliche Aktivität des synthetischen Wirkstoffes B_7 am Mäuseohr (30 Versuchstiere Stamm NMRI)

lich beim Vergleich der mittleren entzündlichen Dosis (ED_{50}) von 0,03 μg/Ohr (Abb. 3) mit z. B. der östrogenen Dosis des Hormons Östradiol-(17β), die mit 0,1 μg/Maus etwa in der gleichen Größenordnung liegt.

Auch die cocarcinogene Aktivität der Wirkstoffe läßt sich mit statistischen Methoden quantitativ behandeln, wie aus Abb. 4 hervorgeht. In diesem Versuch wurden Gruppen von je 28 Mäusen mit 1 μMol des carcinogenen Kohlenwasserstoffs 9,10-Dimethyl-1,2-benzanthracen als Initiator einmalig behandelt. Daran schlossen sich 2mal wöchentliche Applikationen von je 500 μg Crotonöl, das als Ausgangsmaterial für die Isolierung der Wirkstoffe gedient hatte, bzw. von je 10 oder 1 μg reinem Wirkstoff A_1 an. Nach je 24 Applikationen der Cocarcinogene wurde das Experiment abgebrochen. Trägt man die Summenprozente der erhaltenen Tumoren (in Probit-Einheiten) in Abhängigkeit von der Dosis in ein Wahrscheinlichkeitsnetz ein, so werden auch hier lineare Regressionslinien erhalten. Die mittleren tumorigenen Dosen (TD_{50}) sind in Abb. 4 angegeben.

2. *durch biochemische Analyse des Geschehens während der Einwirkung der initialen Dosis des Carcinogens und der Einwirkung der Cocarcinogene.*

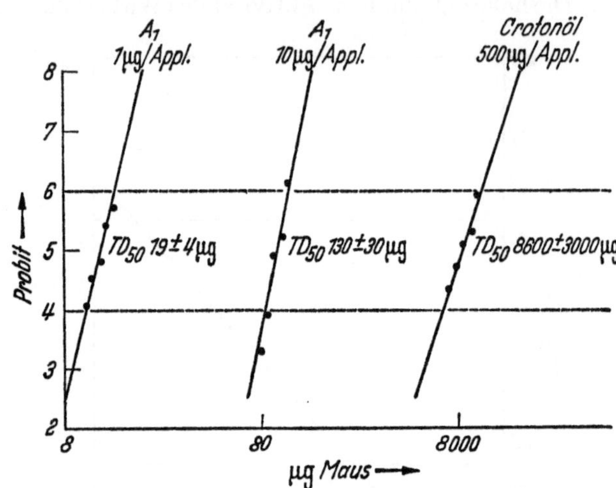

Abb. 4. Cocarcinogene Aktivität von Crotonöl und Wirkstoff A_1. Als Initiator wurde jeweils 1 µ Mo DMBA/Maus verwendet, anschließend jeweils 24 Applikationen der Cocarcinogene

Hier sind es vor allem die Effekte der Wirkstoffe auf den Nucleinsäure- und Proteinstoffwechsel, von denen wir tiefere Einblicke in den Mechanismus der Carcinogenese der Mäusehaut zu gewinnen hoffen.

Literatur

[1] v. Ardenne, M., K. Steinfelder und R. Tümmler: Elektronenanlagerungs-Massenspektrogramme kondensierter aromatischer Kohlenwasserstoffe. Angew. Chem. **73**, 136 (1961).

[2] Berenblum, I.: The cocarcinogenic action of croton resin. Cancer Res. **1**, 44 u. 807 (1941).

[3] Clarke, E. and E. Hecker: On the active principles of croton oil. V. Purification and Characterization of further Irritant and Cocarcinogenic Compounds of the B-Group. Z. Krebsforsch. **67**, 192 (1965).

[4] Flaschenträger, B.: Über den Giftstoff im Crotonöl. Zangger-Festschrift, II. Teil, S. 857, Zürich 1934.

[5] Hecker, E.: Über die Wirkstoffe des Crotonöls. I. Biolog. Teste zur quantitativen Messung der entzündlichen, cocarcinogenen und toxischen Wirkung. Z. Krebsforsch. **65**, 325 (1963).

[6] —, H. Bresch und J. G. Meyer: Über cocarcinogene Wirkstoffe des Crotonöls. I. Welt-Fettkongreß Hamburg 1964. Abstracts of Papers, S. 176; vgl. auch Fette, Seifen, Anstrichmittel **67**, 78 (1965).

[7] HECKER, E., und H. KUBINYI: Über die Wirkstoffe des Crotonöls. IV. Reindarstellung und Charakterisierung der entzündlichen und cocarcinogenen Wirkstoffe B1 und B2. Z. Krebsforsch. 67, 176 (1965).
[8] —, H. KUBINYI, H. U. SCHAIRER, CH. v. SZCZEPANSKI und H. BRESCH: Partialsynthese einiger cocarcinogener Wirkstoffe aus Crontonöl. Angew. Chem. 77, 1076 (1965).
[9] —, H. KUBINYI, CH. v. SZCZEPANSKI, E. HÄRLE und H. BRESCH: Phorbol – ein neues tetracyclisches Diterpen aus Crotonöl. Tetrahedron Letters **23**, 1837 (1965).
[10] —, H. JARCZYK, J. G. MEYER, H. BRESCH und I. BRACHMANN: Über die Wirkstoffe des Crotonöls. II. Eine systematische Fraktionierung des Crotonöls. Z. Krebsforsch. 66, 478 (1965).
[11] SALAMAN, M. H.: Cocarcinogenesis. Brit. med. Bull. **14**, 116 (1958).

Syncarcinokolyse in Gestalt der Mehrschritt-Chemotherapie

Von

M. von Ardenne

Der feierliche Anlaß, aus dem dieses Symposion über Cancerologie stattfindet, ist nicht synchronisiert mit irgend einem Abschluß unserer Arbeiten. Deshalb kann hier nur ein Situationsbericht über eine spezielle Forschungsrichtung gegeben werden, die gerade in diesen Monaten besonders im Fluß ist. Gegenwärtig bringt uns fast jede Woche neue Messungen, Rechnungen und neue experimentelle Ergebnisse, die zur Korrektur von Arbeitshypothesen nötigen oder größere Sicherheit geben oder zu neuen Versuchen anregen. Mit dieser Einschränkung bitte ich die folgenden Mitteilungen und Auffassungen entgegenzunehmen.

Das gemeinsame Kennzeichen wohl aller Verfahren zur Bekämpfung der Krebskrankheit liegt darin, daß Unterschiede zwischen Krebszellen und gesunden Zellen zu einem möglichst spezifischen Angriff auf die Krebszellen ausgenutzt werden. Je größer der Unterschied und je größer die Selektivität der Angriffsmethode, desto besser sind die Aussichten, eine hohe Abtötungsquote der Krebszellen in den Krankheitsherden bei geringer Abtötungsquote der gesunden Zellen des Organismus zu realisieren. Ein fundamentaler Unterschied ist die von Otto Warburg entdeckte Tatsache des Gärungsstoffwechsels der Krebszellen gegenüber dem Atmungsstoffwechsel gesunder Zellen. Ein anderer Unterschied, der mit der Gärung und der Anaerobiose zusammenhängt, liegt darin, daß der Gehalt an Sauerstoff-übertragendem Eisen und an Katalase in den Krebszellen ein bis zwei Größenordnungen niedriger ist als bei gesunden Zellen. In dieser Verbindung ist der Unterschied zu erwähnen, daß die für das Wachstum der Krebszelle wichtige Restatmung nach eigenen neueren Beobachtungen gegenüber der Normalatmung selektiv geschädigt werden kann. Eine weitere Tatsache, die mit den Fortschritten der Molekulargenetik immer stärker in das Blickfeld der Krebsforscher gelangen wird, ist das Unvermögen zur Differenzierung bei den Krebszellen mit dem Übergang zur Gärung (Gärungsanteil $> 5\%$!).

Verstärkung der Krebszellengärung während der Dauer der Therapie

Betrachten wir das Unterscheidungsmerkmal „Gärung" etwas näher, so zeigt sich zwar, daß alle Krebszellen, gleichgültig durch welche der zahlreichen Krebsnoxen ihre Entwicklung ausgelöst wurde, Gärungsstoffwechsel besitzen (auch die Morris-Hepatom-Zellen geringster Abweichung!); aber die absolute *Größe ihres Gärungsstoffwechsels schwankt als Funktion der „wahren Malignität" der jeweiligen Krebszellenart* und in vivo in weiten Grenzen als *Funktion der „faktischen Malignität" der Krebszellen im Krankheitsherd.* Bekanntlich besteht ein sehr starker Gärungsstoffwechsel (sehr hohe Wachstums-Malignität) in vitro und bei bisher solchen Messungen zugrunde gelegtem Glucosespiegel (c_{GK} ≈ 100 mg%) z. B. bei Ehrlich-Mäuse-Ascites-Krebszellen, die als gut reproduzierbares Meßobjekt in der Krebsforschung eine so große Rolle spielen. Dagegen liegt in vivo bei den Zellen menschlicher Tumoren die Stärke des Gärungsstoffwechsels bereits um fast zwei Zehnerpotenzen niedriger (sehr geringe faktische Malignität) als in vitro bei den Ascites-Zellen. Die *Ursache dieser Gärungsminderung in vivo ist der Rückgang des Glucosespiegels in den Herden auf $c_{GK} \leqq$ wenige mg% infolge des hohen Glucoseverbrauchs der gärenden Krebszellen.* Um bei den in den Krankheitsherden soviel schwächer gärenden Krebszellen den therapeutisch ausnutzbaren Unterschied und damit die therapeutische Chance zu vergrößern, sollten alle Wege erforscht werden, um *in vivo für die zeitliche Dauer des Therapieprozesses die Stärke der Krebszellengärung künstlich heraufzusetzen.*

Steigerung der Krebszellengärung durch Hebung des effektiven Glucosespiegels im Krankheitsherd während der Therapie

Ein in dieser Richtung liegender Weg, durch den wir gegenwärtig in vivo den Unterschied zwischen Krebszellen und gesunden Zellen während der Therapie vergrößern, ist die künstliche Erhöhung des effektiven Glucosespiegels in den Krankheitsherden während dieser Phase. Die Höhe dieses effektiven Spiegels ergibt sich aus dem Gleichgewicht zwischen Glucose-Angebot an den Krankheitsherd (Höhe des Blutglucosespiegels c_{GK} (K), Zeitkonstante τ_A des Glucose-Milchsäure-Austausches zwischen Kreislauf und Krebsgewebe) und dem Glucoseverbrauch (Zeitkonstante τ_Z) der gärenden Krebszellen im Krankheitsherd.

Messungen des Glucosespiegels im Blutkreislauf bei Extrem-Hyperthermie (R. KIRSCH u. Mitarb.) haben gezeigt, daß dieser Spiegel gelegentlich von 90 mg% gegen Ende des Prozesses auf etwa 30 mg% absinkt und sich damit auch dem unteren kritischen Wert (Auslösung von hypoglykämischem Schock) nähert. Diese Meßergebnisse und der dringende Wunsch, die Gärung der Krebszellen zeitweilig zu erhöhen, veranlaßten uns dazu, *den Glucosespiegel im Kreislauf während der Extrem-Hyperthermie durch geeignet programmierte Glucosezufuhr innerhalb der erlaubten Grenzen (und unter laufender Kontrolle durch Messsungen) möglichst hoch zu halten* (z. B. 300 mg%).

Hierdurch kann der effektive Glucosespiegel in den Krankheitsherden erheblich heraufgesetzt und damit eine Verstärkung der Krebszellengärung während der Therapie ermöglicht werden. Wie weit durch die später zu besprechenden Stasen im Tumorgewebe die Erhöhung des effektiven Glucosespiegels im Tumor gegen Ende der Therapie behindert wird, müssen weitere Untersuchungen aufklären.

Das therapeutische Prinzip der Syncarcinokolyse und seine Realisierung bei der Mehrschritt-Chemotherapie

Bei vorgegebener Größe des Unterschiedes Krebszellen – gesunde Zellen werden die Aussichten des Therapieverfahrens um so mehr zunehmen, je spezifischer der Angriff sich nur gegen die Krebszellen richtet, oder anders ausgedrückt, je größer die Selektivität der Therapiemethodik ist. Durch Aufstellung des *therapeutischen Prinzips der Syncarcinokolyse* (Krebshemmung durch verschiedene gleichzeitig oder nacheinander angewandte Mittel, deren Wirkungen sich kumulieren und potenzieren sollen) hat K. H. BAUER [*9*] schon 1948 die Richtung gewiesen für die Erreichung einer hohen Selektivität der Therapiemethodik. Aus der Sicht des Physikers sind wir in den letzten beiden Jahren weiter in dieser Richtung vorangegangen. So glauben wir heute, daß eine Realisierung des therapeutischen Prinzips der Syncarcinokolyse bei der „Krebs-Mehrschritt-Chemotherapie" unter Ausnutzung von sechs verschiedenen Effekten hoher Einzelselektivität[1] möglich ist. Die meisten von uns hierbei gegenwärtig ausgenutzten bzw. zur Verbesserung der Therapie noch vorgesehenen Effekte scheinen das gemeinsame Merkmal zu haben, daß ein wesentlicher Beitrag zur *Abtötung der gärenden Krebszellen selektiv durch Erhöhung der Milchsäurekonzentration* (Übersäuerung) *und meist in Kombination mit durch Hyperthermie gesteigerter Wirkung der Milchsäure erfolgt.* (Thermische Schädigung der auch für das Wachstum und

[1] Zur Definition der Selektivität eines Therapie-Prozesses: Es sei angenommen, daß in dem Therapie-Volumen in homogener Mischung gleichviele Krebszellen und gesunde Zellen vorliegen. Dann sei unter Selektivität das nach Beendigung des Prozesses vorhandene Verhältnis

$$S = \frac{\text{abgetötete Krebszellen}}{\text{abgetötete gesunde Zellen}}$$

verstanden. (Vernachlässigbare Streuung der Wirkdosis im Prozeßvolumen wird vorausgesetzt, ebenso die Durchführung der Messungen an normalen und malignen Zellen aus dem gleichen Organ. Problematik der Normierung!). Der Wert S ist mit der Wirkdosis zu bestimmen, die eine gerade noch tolerierbare Anzahl abgetöteter gesunder Zellen ergibt.

die Teilungsfähigkeit der Krebszellen notwendigen Restatmung, insbesondere durch thermische Denaturierung von Fermenten der Atmungskette nach Herabsetzung ihrer scharf ausgeprägten Denaturierungstemperatur durch den erniedrigten intercellularen pH-Wert.) Der therapeutische Angriff gegen die Krebszellen knüpft an den durch die Gärung bedingten Unterschieden an, richtet sich aber bei allen herangezogenen Effekten unmittelbar gegen die Restatmung der Tumorzellen. Ein spezielles Merkmal unserer Arbeitsrichtung ist der Versuch, die wichtigsten Therapiegrößen (wie effektiver Glucosespiegel im Krankheitsherd, faktische Stärke der Gärung und Malignität im Herd, Übersäuerung des Krebsgewebes, Hyperthermie-Wirkdosis, Selektivität, effektive chemotherapeutische Wirkdosis usw.) *in vivo quantitativ* (auch mathematisch) zu erfassen.

Hintereinanderschaltung mehrerer selektiver Effekte bei der „Krebs-Mehrschritt-Chemotherapie"

Das Zusammenwirken und die zeitliche Hintereinanderschaltung mehrerer selektiver Effekte bei der „Krebs-Mehrschritt-Chemotherapie" [*2*, *3*, *7*] zeigt Abb. 1.

Im *Effekt 1* (Primäreffekt) kommt die qualitativ schon seit langem bekannte [*10*, *12*, *15*] höhere Empfindlichkeit der Krebszellen gegen Überwärmung zum Ausdruck. Eine in erster Näherung zutreffende Darstellung zur thermischen Abtötung von Krebszellen (schlechte Versorgungslage) und empfindlichen gesunden Zellen bei 30 Minuten Dauer der Hyperthermie bringt Abb. 2. Die in-vitro-Messungen an Ehrlich-Mäuse-Ascites-Krebszellen erfolgten nach der in [*3*] beschriebenen Methode bzw. im oberen Kurventeil auch nach dem bekannten Inkubationstest. Wenn wir den angenommenen Mechanismus der Zellschädigung betrachten, so liegt es nahe, hier von einer *thermisch gesteuerten Chemotherapie* (Thermochemotherapie) zu sprechen.

Wir konnten bereits zeigen, daß unter Einsatz speziell geschaffener technischer Hilfsmittel bei kreislaufgesunden Patienten eine 43° bis 44° C – 45 min-Extrem-Hyperthermie mit mäßigem Risiko möglich ist [*7*]. Während der Extrem-Hyperthermie durchgeführte Messungen der Temperaturverteilung ließen erkennen, daß die „effektive thermische Wirkdosis" im gesamten Körper des Menschen sehr wenig streut (Temperatur-Streuung etwa ± 0,15° C). Bei dem Therapie-Schritt mit Extrem-Hyperthermie scheint es die Natur zu ermöglichen, daß man sich mit fast vernachlässigbar kleiner Dosis-Streuung scharf an die steile Grenze der beginnenden Schädigung gesunder Zellen annähern kann (Abb. 2 oben). Hier erblicken wir fundamentale Unterschiede zwischen den Verhältnissen bei einer thermisch gesteuerten Chemotherapie

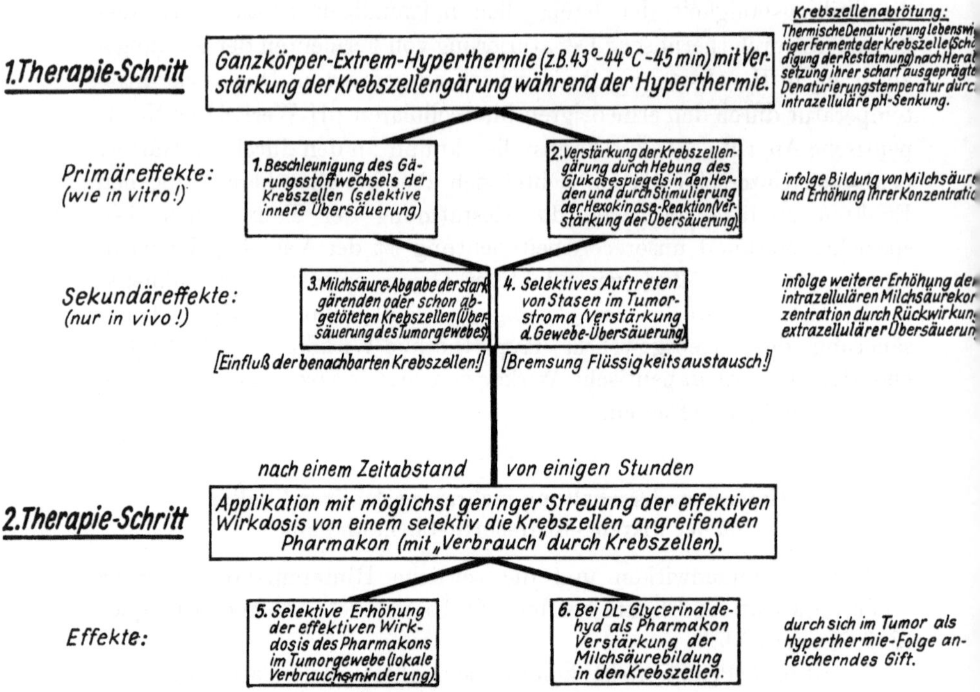

Krebszellenabtötung:
Thermische Denaturierung lebenswichtiger Fermente der Krebszelle (Schädigung der Restatmung) nach Herabsetzung ihrer scharf ausgeprägten Denaturierungstemperatur durch intrazelluläre pH-Senkung.
1. Therapie-Schritt
Ganzkörper-Extrem-Hyperthermie (z.B. 43°-44°C-45 min) mit Verstärkung der Krebszellengärung während der Hyperthermie.
Primäreffekte: (wie in vitro!)
1. Beschleunigung des Gärungsstoffwechsels der Krebszellen (selektive innere Übersäuerung)
2. Verstärkung der Krebszellengärung durch Hebung des Glukosespiegels in den Herden und durch Stimulierung der Hexokinase-Reaktion (Verstärkung der Übersäuerung)
infolge Bildung von Milchsäure und Erhöhung ihrer Konzentration
Sekundäreffekte: (nur in vivo!)
3. Milchsäure-Abgabe der stark gärenden oder schon abgetöteten Krebszellen (Übersäuerung des Tumorgewebes)
4. Selektives Auftreten von Stasen im Tumorstroma (Verstärkung d. Gewebe-Übersäuerung)
infolge weiterer Erhöhung der intrazellulären Milchsäurekonzentration durch Rückwirkung extrazellulärer Übersäuerung
[Einfluß der benachbarten Krebszellen!]
[Bremsung Flüssigkeitsaustausch!]
nach einem Zeitabstand von einigen Stunden
2. Therapie-Schritt
Applikation mit möglichst geringer Streuung der effektiven Wirkdosis von einem selektiv die Krebszellen angreifenden Pharmakon (mit „Verbrauch" durch Krebszellen).
Effekte:
5. Selektive Erhöhung der effektiven Wirkdosis des Pharmakons im Tumorgewebe (lokale Verbrauchsminderung).
6. Bei DL-Glycerinaldehyd als Pharmakon Verstärkung der Milchsäurebildung in den Krebszellen.
durch sich im Tumor als Hyperthermie-Folge anreicherndes Gift.

Abb. 1. Zur Hintereinanderschaltung mehrer selektiver Effekte bei der „Krebs-Mehrschritt-Chemotherapie"
(Arbeitshypothese: Wesentlicher Beitrag zur Krebszellenabtötung ergibt sich aus einer Wirkung der Milchsäure-Anreicherung)

Sehr geringe Streuung von T!+)
Kopf Körper (gemessen)
In vitro-Messung
Hyperthermiedauer 30 min
EMAC-Zellen Stamm Warburg
Mäuse-Ascites-Krebszellen (gemessen)
[verstärkte Milchsäurebildung]
gesunde Zellen (geschätzt)++)
99 %
95
90
80
70
60
50
40
30
20
10
5
1
L
38
39
40
41
42
43
44
45
46
47
48°C
T

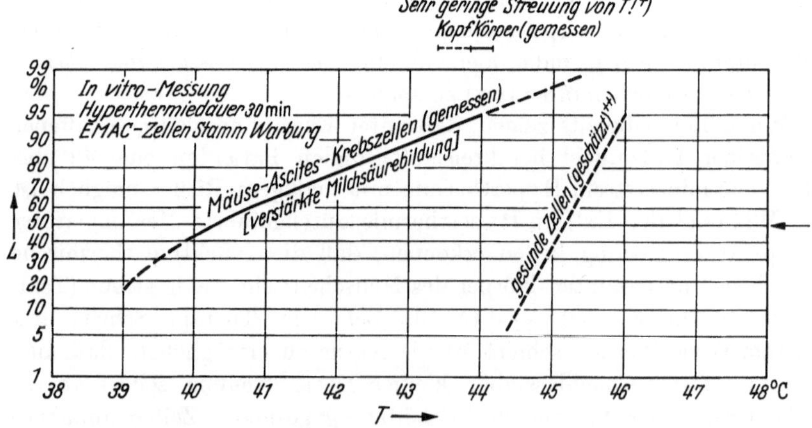

Abb. 2. Halbquantitative Darstellung zur thermischen Abtötung von Krebszellen und gesunden Zellen

und jenen bei der klassischen Chemotherapie des Krebses. In diesen Zusammenhängen liegt die Erklärung, daß *bei 44° C-Extrem-Hyperthermie eine überraschend hohe Selektivität* im Sinne obiger Definition besteht. Während bei der Strahlentherapie diese Selektivität bekanntlich Werte um S = 6:1 aufweist, dürfte sie bei dem Therapie-Schritt mit 43° bis 44° C – 45-min-Extrem-Hyperthermie um mehr als den Faktor 10 höher liegen. In dieser erstaunlich hohen Selektivität liegt der Grund dafür, daß bei der Mehrschritt-Chemotherapie ein auch die Metastasen angreifender *Ganzkörper-Prozeß* möglich wird, der bekanntlich der Strahlentherapie versagt ist.

Der *Effekt 2* (Primäreffekt) im Schema der Abb. 1 zielt auf eine selektive zusätzliche Sensibilisierung der thermischen Empfindlichkeit menschlicher Tumorzellen [*3*, *7*] durch zeitweilige Verstärkung ihrer Gärung ab. Dieser Effekt läßt sich nach unseren Messungen zur geringen Höhe des Glucosespiegels in Tumoren und Beobachtungen über die häufige Abnahme des Blutglucosespiegels während der Extrem-Hyperthermie durch geeignet programmierte Glucose-Zufuhr in den Kreislauf und evtl. lokal in erkannte Herde sehr verstärken.[1]

Verstärkung der Krebszellenabtötung durch einen Rückkopplungsvorgang

Die Ansicht, daß der Tumor gegenüber einer Wärmebehandlung in vivo insgesamt empfindlicher sei als bei einer Wärmebehandlung in vitro ist bereits von verschiedenen Forschern [*13*, *14*] vorgetragen worden. Die Erklärung für diese Möglichkeit dürfte darin liegen, daß bei der „thermisch gesteuerten Chemotherapie" (im Gegensatz zur klassischen Chemotherapie) die erzielbare in-vivo-Wirkdosis sich praktisch kaum von der in-vitro-Wirkdosis unterscheidet und daß in vivo zwei weitere (bei der Mehrschrittmethode ausgenutzte) selektive Effekte hinzukommen:

Der *Effekt 3* (Sekundäreffekt) in Abb. 1 sollte bei Hyperthermie-Temperatur um so mehr zur Krebszellenabtötung beitragen, je stärker die extracelluläre Milchsäure-Anreicherung durch die relativ schnelle Milchsäureabgabe aus den gärenden Krebszellen des umgebenden Tumorgewebes ist.

Der *Effekt 4* (Sekundäreffekt) in Abb. 1, das selektive Auftreten von Stasen im Tumorstroma bald nach Beginn hoher Überwärmung [*13*], scheint durch die starke Milchsäure-Anreicherung im Tumorgewebe bedingt zu sein.

---

[1] Anmerkung bei der Korrektur. Nach neueren Ergebnissen läßt sich durch Erhöhung des Blut-Glucosespiegels nur die Schädigung von Krebszellen in guter Versorgungslage verbessern. Weiter wurde von uns gefunden, daß für solche Zellen eine minimale Schädigungstemperatur (etwa 42,5° C) der Restatmung besteht.

Die Funktion der Effekte 3 und 4 kann integral durch eine Art *Rückkopplungsvorgang mit Verstärkerwirkung* [*4*] erklärt werden (siehe Abb. 3). Die Verstärkerwirkung ergibt sich daraus, daß mit wachsender Hyperthermierung der Krebszellen durch das selektive Auftreten von Stasen im Tumorstroma sowie durch Milchsäureabgabe aus den stark gärenden oder abgetöteten Krebszellen die Milchsäure-Konzentration im

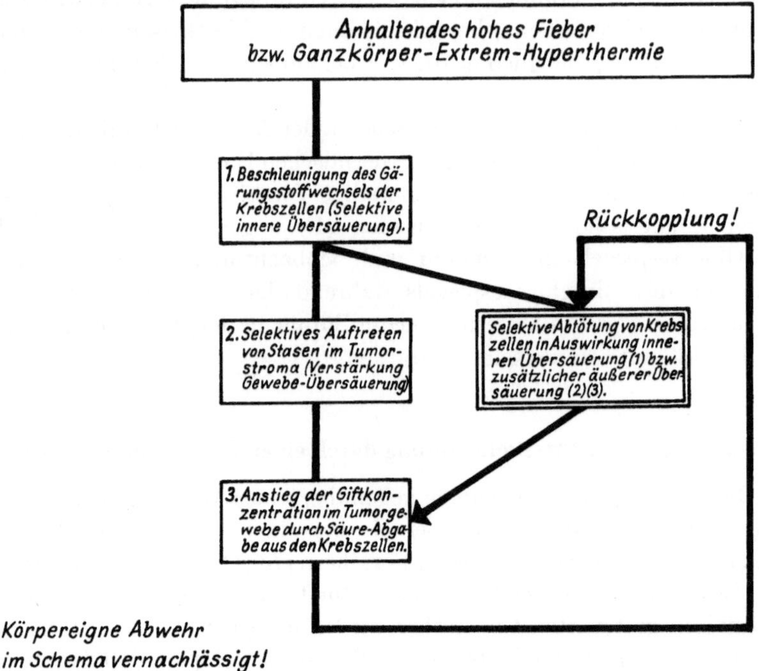

Abb. 3. Der in vivo die Krebszellen-Abtötungsquote nach Hyperthermie stark vergrößernde Rückkopplungsvorgang (vereinfachtes Schema)

Tumorgewebe stark ansteigt, und daß die selektive Wirkung der Milchsäure bei Hyperthermie (Stasenbildung) ebenfalls stark zunimmt. Hierdurch werden weitere Krebszellen vernichtet, die wiederum einen Beitrag zur zusätzlichen Erhöhung der Abtötungsquote liefern. Aus der in Abb. 4 zur Theorie dieses Rückkopplungsvorganges gegebenen vereinfachten Darstellung[1] folgt, daß schon bei relativ niedrigen primären Abtötungs-

[1] Der integrale Vorgang setzt sich aus der Überlagerung vieler Einzelprozesse zusammen, deren weitere Erkundung (Mechanismus; Anteil am Gesamtgeschehen; Unterschiede der Anteile bei Hyperthermie verschiedener Tumorarten; Unterschiede von Fall zu Fall; körpereigene Abwehr usw.) in den Fachbereich von Medizinern und Biochemikern fällt. So wurde hier z. B. auch die von A. Fischer gefundene stimulierende Wirkung von Tumor-Zerfallsprodukten auf die Zellteilung und die Auswirkung der Abnahme des Glucoseverbrauchs der hyperthermierten Krebszellen vernachlässigt.

quoten in vivo hohe Abtötungsquoten resultieren können, welche vielleicht sogar für eine Tumorheilung ausreichen (Erklärung für die gelegentlich beobachtete Spontanheilung maligner Tumoren nach hohem

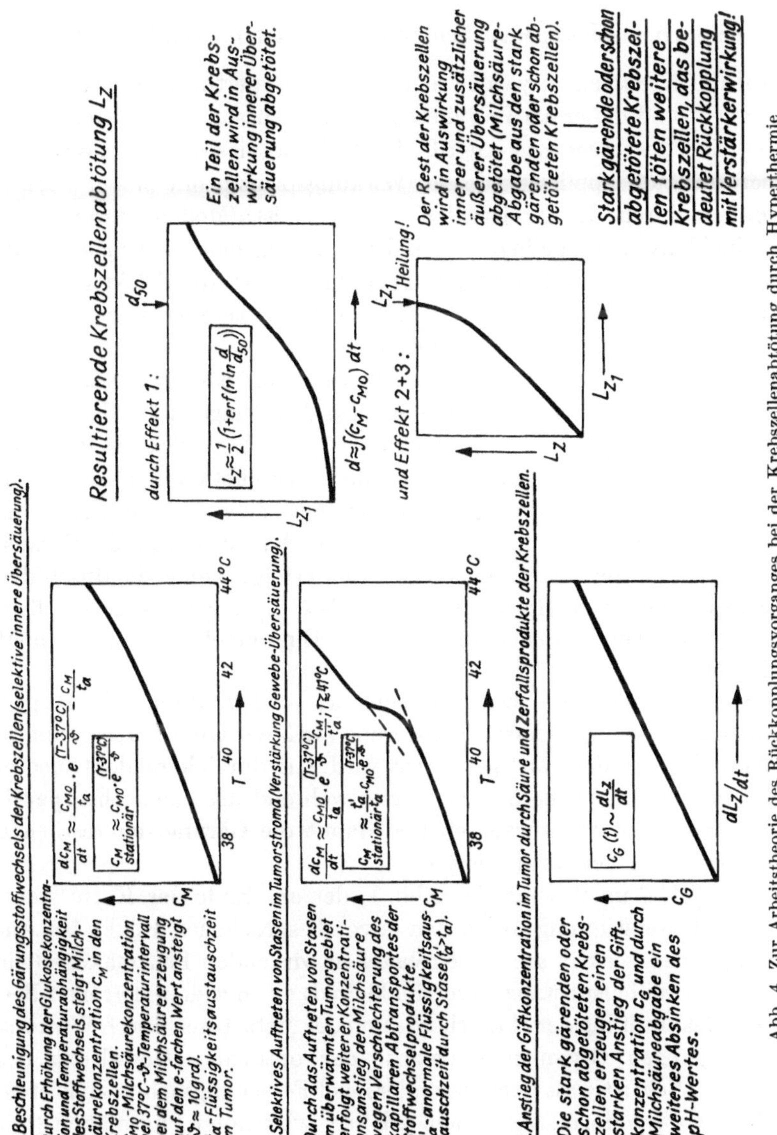

Abb. 4. Zur Arbeitstheorie des Rückkopplungsvorganges bei der Krebszellenabtötung durch Hyperthermie

Fieber?). Der angenommene Rückkopplungsvorgang dürfte nicht nur für die Deutung gewisser Erscheinungen an Tumoren nach der Extrem-Hyperthermie eine Rolle spielen, sondern als hochwillkommener (die

Selektivität steigernder) Mechanismus im Rahmen der Mehrschritt-Chemotherapie nach Klärung weiterer Einzelheiten noch gezielter ausgenutzt werden.

Die beim chemotherapeutischen Schritt benutzten selektiven Effekte

Auf die Krebszellen, welche den Extrem-Hyperthermieschritt überlebt haben (und daher als Individuen *thermisch* besonders resistent sind) richtet sich der *chemische* Angriff des 2. Therapie-Schrittes. Wird ein Cancerostaticum appliziert, dessen Wirkungsprinzip mit einem starken Verbrauch durch die Krebszellen gekoppelt ist (Modellsubstanz DL-Glycerinaldehyd), so gelingt es bei Innehaltung eines optimalen Zeitabstandes der Applikation vom 1. Therapie-Schritt, die Selektivität der Wärmeempfindlichkeit von Krebszellen im chemotherapeutischen Schritt noch ein zweites Mal auszunutzen [*11*].

Der *Effekt 5* im Schema der Abb. 1 bewirkt, daß nach Maßgabe der im 1. Therapie-Schritt erzielten Krebszellen-Abtötungsquote der lokale Pharmakonverbrauch im Krankheitsherd gemindert wird, so daß entweder das dort bisher gegebene Absinken der effektiven chemotherapeutischen Wirkdosis unterbleibt [*2*] oder sogar eine selektive Erhöhung dieser Wirkdosis gerade in den Krankheitsherden eintritt [*3, 5*]. Voraussetzung ist, daß die Pharmakonapplikation erfolgt, bevor die durch den 1. Therapie-Schritt im Herd auf weniger als 1/10 reduzierte Krebszellendichte nicht schon wieder durch den „Einschmelzvorgang" erhöht worden ist.

Messungen zeigten – beiläufig bemerkt –, daß durch den Hyperthermie-Prozeß mit gewisser Verzögerung auch der Glucoseverbrauch in den Krankheitsherden stark gemindert wird. Hierdurch kann der Glucosespiegel im Tumorgewebe örtlich bereits während des chemotherapeutischen Schrittes stark anwachsen und damit die Gärung der restlichen Krebszellen sehr verstärkt werden.

Der *Effekt 6* im Schema der Abb. 1, der am Ende der Kette steht, kann mit Unterstützung durch den zuvor besprochenen Effekt bei Anwendung eines selektiv auf die Krebszellen wirkenden Pharmakons (wie z. B. unsere Modellsubstanz Glycerinaldehyd) einen weiteren großen Beitrag zur Bekämpfung der Hauptherde und der Metastasen durch Wirkung auf den ganzen Organismus liefern. Zur optimalen Gestaltung des 2. Therapie-Schrittes ist noch besonders viel Forschungsarbeit zu leisten. Das Ziel besteht darin, von einem selektiv wirkenden Pharmakon (mit dem Merkmal des „Verbrauchs" durch Krebszellen) *im ganzen Organismus eine cancerotoxische Wirkdosis mit möglichst geringer Streuung der Wirkdosis* [*8*] bzw. selektiv in allen Krebsgeweben eine möglichst hohe Wirkdosis zu erhalten. Die Messung der pharmako-kinetischen Daten der genannten Gruppe von Cancerostatica [3] und die Hochzüchtung von Mehrwege-Applikationsverfahren [1] sollten eine weitere Annäherung an dieses Ziel bringen.

Bei der Besprechung der Effekte 1 bis 4 des ersten Therapie-Schrittes wurde auf die starke Milchsäure-Anreicherung im Tumorgewebe während und nach Extrem-Hyperthermie hingewiesen. Gegenwärtig haben wir Rechnungen und Messungen zur Größe dieser Milchsäure-Anreicherung eingeleitet. In diesem Zusammenhang ist es naheliegend, auch folgende Variante des chemotherapeutischen Schrittes ernsthaft in Erwägung zu ziehen: Applikation eines Pharmakons, z. B. während des 1. Therapie-Schrittes, welches bei dem normalen im Organismus herrschenden pH-Wert völlig inaktiv bleibt, aber im Volumen der Krankheitsherde durch die dort herrschende Übersäuerung (pH $\approx$ 6,3 während des 1. Schrittes der „Krebs-Mehrschritt-Chemotherapie"!) stark aktiviert wird. Schon gegenwärtig sind verschiedene Verbindungen bekannt, von denen zu erwarten ist, daß sie dieser Bedingung genügen.

Minderung der Herz- und Kreislaufbelastung bei Extrem-Hyperthermie

Wenn man von der toxischen Belastung durch den Zerfall der Krankheitsherde, die von Fall zu Fall sehr verschieden ist, absieht (Minderung durch Absaugung der Giftstoffe, durch Einsatz einer künstlichen Niere usw.), so tritt bei der Mehrschritt-Chemotherapie die Hauptbelastung des Herzens und des Kreislaufs wohl während des Extrem-Hyperthermie-Prozesses ein. Allerdings dürfte diese Belastung wesentlich weniger kritisch sein, als nach der Höhe der erreichten Körpertemperatur (43 bis 44° C) erwartet werden könnte. Hierzu sei auf die Gegenüberstellung in Tab. 1 verwiesen. Während beim hohen Fieber eine sehr starke zusätzliche Belastung durch das Infektionsgeschehen und durch den Wärme erzeugenden Stoffwechsel stattfindet, fällt diese Belastung bei physikalischer Wärmezufuhr von außen fort. Insbesondere gelingt es bei Wärmezufuhr von außen leichter als zunächst erwartet, den bei 44° C Körpertemperatur etwa verdoppelten Ruhewert des Sauerstoffbedarfes (Gehirn!) und den erhöhten Glucosebedarf zu befriedigen.

Der *Herabsetzung des Patientenrisikos* während dieser Phase dienen zahlreiche Maßnahmen, technische Hilfseinrichtungen sowie durchgeführte bzw. eingeleitete Forschungsarbeiten. In diesem Zusammenhang seien erwähnt:

1. Die Entwicklung der in Abb. 5 dargestellten *Zweikammer-Spezialwanne*, welche durch die vorgesehene tiefe Kopflage und die äußere Kühlung des Kopf- und Schilddrüsenbereiches den bei Extrem-Hyperthermie eintretenden Kreislaufveränderungen möglichst Rechnung trägt. Ein an

Tabelle 1. *Gegenüberstellung von hohem Fieber und Extrem-Hyperthermie*

Kenngrößen	Hohes Fieber		Extrem-Hyperthermie (Dresden 1965)
	„Natürliches"	Künstliches	
Temperaturgrenze	41,5° C	41,5° C	43° bis 44° C
Temperaturstreuung	Sehr groß	groß	Sehr klein (z. B. ± 0,1° C)
Auslösung	Chemische oder bakterielle Reizung des Wärmezentrums; Angriff an der *chemischen* Wärmeregulation;		Vermehrte Wärmezufuhr von außen – Verringerte Wärmeabgabe von innen – Wärmestau; Angriff an die *physikalische* Wärmeregulation
Zufuhr der Überwärmungsenergie	Von innen durch körpereigene Prozesse (z. B. in Muskulatur, Leber).		Von außen durch physikalische Wärmezufuhr (Wärmeleitung) mit der Zweikammer-Hyperthermiewanne
Belastung durch Erzeugung der Überwärmungsenergie	Sehr starke Belastung durch wärmeerzeugenden Stoffwechsel (großer zusätzlicher O_2-Bedarf)		Keine Belastung durch wärmeerzeugenden Stoffwechsel (insbes. bessere O_2-Versorgung des Gehirns)
Belastung durch Intoxikation und Mobilisierung der körpereigenen Abwehr	Starke Belastung durch Intoxikation usw.		Keine Belastung durch Intoxikation usw.
Zeitdauer	Nicht programmierbar	schlecht programmierbar	Genau programmierbar (z. B. 45 min)
Steuerung der Temperatur	Schlechte Steuerung	Geringe Steuerung	Auf ± 0,1 °C genau
Psychische Erscheinungen	Halluzinationen, Delirien, Koma		Erwärmungsphase: Oberhalb 42,5° C: oft retrograde Amnesie; oberhalb 43,5° C: oft Bewußtlosigkeit, ⟨meist Intubations-Narkose⟩; Abkühlphase: Tiefschlaf.
Risikominderung durch Training	—	Fraglich	Erheblich durch Wiederholung des Hyperthermieprozesses mit stufenweiser zunehmender Temperatur.

Tabelle 1 (Fortsetzung)

Kenngrößen	Hohes Fieber		Extrem-Hyperthermie (Dresden 1965)
	„Natürliches“	Künstliches	
Risikominderung durch kontrollierende Maßnahmen	Ja	Ja	Erheblich (elektronische Kontrolle durch Elektrocardiotachograph bzw. Patientenüberwachungszentrale)
Risikominderung durch regulierende Maßnahmen	medikamentös	medikamentös	Mechanische Bekämpfung der Kapillardilatation durch Bandagieren von Extremitäten und Unterbauch. – Programmierung des Blut-Glucosespiegels. Zusätzlich durch Defibrillator und Herzschrittmacher. Sehr erheblich bei *maschineller Kreislaufstützung* durch meßwertgesteuerte Perfusionsanlage.

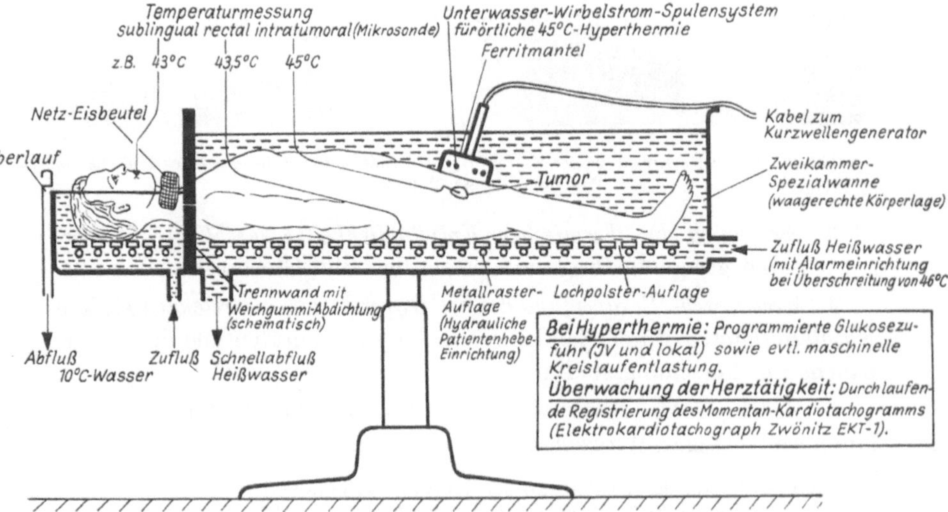

Abb. 5. Schnitt durch die Zweikammer-Spezialwanne für Extrem-Hyperthermie mit relativer Kühlhaltung des Kopfbereiches und tiefer Kopflage

der heißen Kammer angebrachter Schnellabfluß, ein Unterwasser-Reißverschluß sowie eine mechanische (hydraulische) Patienten-Hebevorrichtung erlauben eine Beendigung der Wärmezufuhr von außen innerhalb weniger Sekunden [*7*].

2. Die fortlaufende Kontrolle des Patienten durch eine *elektronische Patienten-Überwachungszentrale* gemäß Abb. 6 (während der Arbeiten der Hochzüchtung der Methodik) bzw. durch blutige Blutdruckmessung und einen Elektrokardiotachographen bei der späteren klinischen Anwendung.

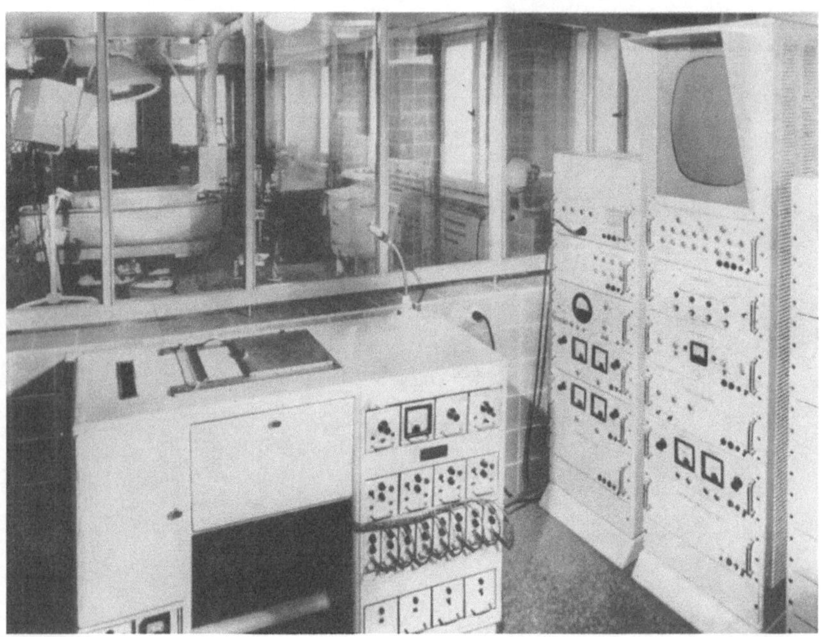

Abb. 6. Die bei Hochzüchtung der Extrem-Hyperthermie-Methodik benutzte elektronische Patienten-Überwachungszentrale

3. *Steigerung der thermischen Empfindlichkeit menschlicher Tumorzellen* durch geeignete Programmierung des Blut-Glucosespiegels.

4. *Mechanische Bekämpfung der bei Hyperthermie eintretenden starken Kapillardilatation* durch Bandagierung der Extremitäten und des Unterbauchs (im Forschungsstadium).

5. *Medikamentöse Stützung* durch herz- bzw. kreislaufaktive Mittel hinreichend langer Wirkzeit auch bei extremer Hyperthermie[1]. I. m.

---

[1] Wir verdanken Herrn F. Jung den Hinweis, daß die hohe bei Extrem-Hyperthermie eintretende Herz- und Stoffwechselbelastung, welche durch die starke Glucosezufuhr noch vermehrt wird, besser vertragen werden kann, wenn vor der Hyperthermie eine therapeutische Digitalis-Dosis appliziert wird [*11*].

Vorausapplikation z. B. von Effortil Depot (im ersten Forschungsstadium).

6. Anwendung einer *Sauerstoffbeatmung*, sobald und solange die Körpertemperatur den Wert 41° C überschreitet.

7. Anwendung einer maschinellen *Kreislaufentlastung* gemäß Abb. 7. Zusammen mit der O_2-Beatmung dürfte eine solche Maschine [7] die

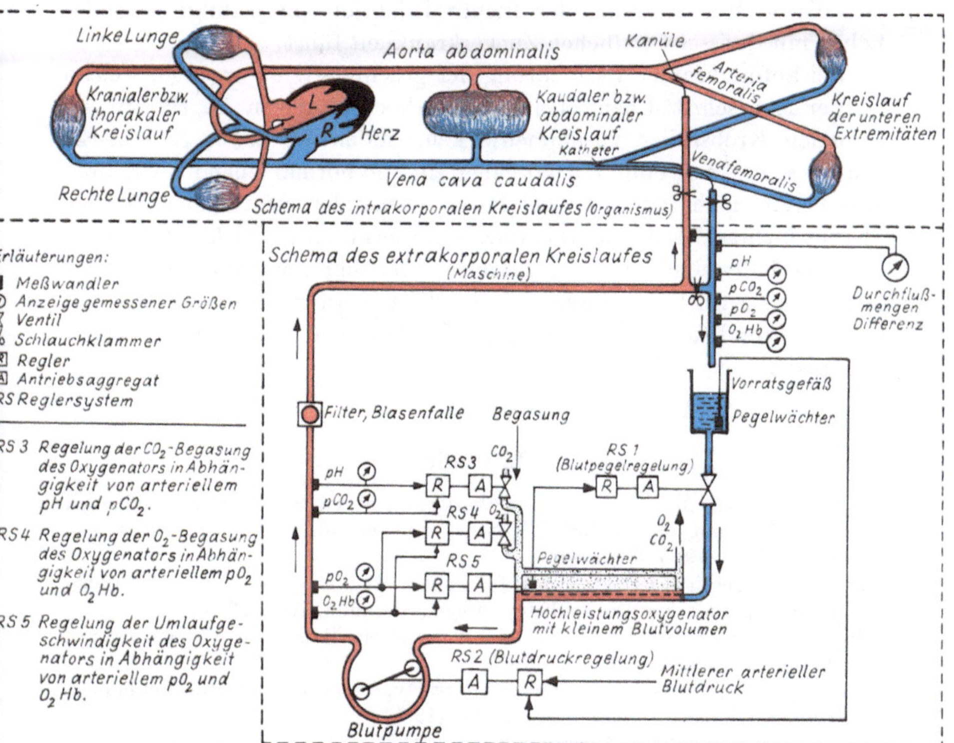

Abb. 7. Schema der maschinellen Kreislaufentlastung in Extrem-Hyperthermie

Sauerstoffversorgung auf 160% steigern. Außerdem gewährt sie Hilfe durch Übernahme eines Teiles der Herzarbeit, durch Einsteuerung des optimalen Blutdruckwertes und durch Einregelung des optimalen CO_2-Wertes und Blutglucosewertes (im ersten Erprobungsstadium).

Alle diese Bemühungen sind im Sinne der Diskussionsbemerkung von Herrn K. H. Bauer zu einem in Heidelberg vorausgegangenen Vortrag [*6*] auf ein Ziel ausgerichtet, das Patientenrisiko soweit zu senken, daß die

Therapie auch für alte bzw. herzgeschädigte Patienten mit tolerierbarer Gefahrenquote angewendet werden kann. Nach den bisherigen Dresdener Erfahrungen scheint jedoch noch eine intensive längere Forschung notwendig zu sein, um den *Mehrschritt-Prozeß auch für solche Patienten hinreichend schonend sowie wiederholbar* zu gestalten und gleichzeitig die Abtötungsquote der Krebszellen in den Krankheitsherden auf Werte um bzw. über 100:1 zu bringen. Damit könnte ein „Leben mit dem Krebs" möglich sein [*3*, *7*], etwa so, wie heute der Diabetiker durch Diät und periodische Wiederholung der Insulin-Injektion ein bedingt gesundes Leben mit der sonst tödlichen Zuckerkrankheit führt.

Bei aufmerksamer Betrachtung der geschilderten Vorgänge, welche bei der Mehrschritt-Chemotherapie zum hochselektiven Angriff auf die gärenden Krebszellen zusammenwirken, finden wir etwas sehr Merkwürdiges: Alle ausgenutzten Vorgänge sind im normal lebenden Organismus bereits mehr oder weniger latent vorhanden. Sie werden bei der „Krebs-Mehrschritt-Chemotherapie" auf thermischem, biokatalytischem und metabolischem Wege nur ausgelöst oder sehr verstärkt. In der Tatsache, daß natürliche Vorgänge stimuliert werden, erblicken wir den tieferen Grund für die hohe Therapie-Wirksamkeit bei geringen Nebenwirkungen.

Literatur

[*1*] v. Ardenne, M.: Mehrwege-Applikationsverfahren für DL-Glycerinaldehyd zur Minderung der Wirkdosis-Unterschiede im Körpervolumen. Dtsch. Gesundh.-Wes. **19**, 1755 (1964).

[*2*] —: Mehrschritt-Chemotherapie für hohe effektive Wirkdosis in Geweberäumen großer Krebszellendichte. Dtsch. Gesundh.-Wes. **20**, 661 (1965).

[*3*] —: In vitro-Messungen als Grundlage der Krebs-Mehrschritt-Chemotherapie. Naturwissenschaften **52**, 419 (1965).

[*4*] —: Spontanremission von Tumoren nach Hyperthermie – ein Rückkopplungsvorgang? Naturwissenschaften **52**, 645 (1965).

[*5*] —: Zur zweimaligen Ausnutzung der selektiven Wärmeempfindlichkeit von Krebszellen bei der Krebs-Mehrschritt-Chemotherapie. Naturwissenschaften **52**, 480 (1965).

[*6*] —: Unser Weg zur Krebs-Mehrschritt-Chemotherapie. Vortrag 8. 7. 1965 im Deutschen Krebsforschungszentrum Heidelberg.

[7] — und R. Kirsch: Zur Methodik der Extrem-Hyperthermie insbesondere bei der Krebs-Mehrschritt-Chemotherapie. Dtsch. Gesundh.-Wes. **20**, 1935, 1980 (1965).

[*8*] — und F. Rieger: Abnahme und Streuung der effektiven Wirkdosis als Hauptursachen der Unterchiede zwischen in-vitro- und in-vivo-Ergebnissen bei der Chemotherapie des Krebses. Dtsch. Gesundh.-Wes. **19**, 2136 (1964).

[*9*] Bauer, K. H.: Das Krebsproblem. Berlin-Göttingen-Heidelberg: Springer 1963, S. 808.

[*10*] Goetze-Schmidt, O.: Örtliche homogene Überwärmung gesunder und kranker Gliedmaßen. Dtsch. Z. Chir. **234**, 625 (1931).

[11] HAMACHER, J., und I. JANSSEN: Zum Problem der prophylaktischen Digitalisierung. Naunyn-Schmiedebergs Arch. exp. Path. Pharmak. **251**, 243 (1965).
[12] LAMPERT, H.: Überwärmung als Heilmittel. Stuttgart: Hippokrates-Verlag 1948.
[13] SCHEID, P.: in H. LAMPERT-O. SELAWRY, Körpereigene Abwehr und bösartige Geschwülste. 2. Tagung 1957. Int. Rdsch. phys. Med. **10**, 161 (1957).
[14] SELAWRY, O.: in H. LAMPERT-O. SELAWRY, Körpereigene Abwehr und bösartige Geschwülste. 1. Tagung 1956. Ulm: Haug Verlag 1957.
[15] VOLLMAR, H.: Über den Einfluß der Temperatur auf normales Tumorgewebe. Z. Krebsforsch. **51**, 71 (1941).

Nuclearmedizinische Methoden in der Krebsforschung

Von

K. E. Scheer

Der Begriff „Nuclearmedizin" hat sich in den letzten Jahren eingeführt. Er kennzeichnet die Anwendung der Atomkernenergie im medizinischen Bereich. Ganz überwiegend handelt es sich dabei um die Verwendung der künstlich radioaktiven Isotope, die gerade in der Medizin eine sehr große Bedeutung erlangt haben. Dies spiegelt sich in den Statistiken aller Kulturländer wider, die zeigen, daß rund 90% aller praktisch verwendeten Isotope innerhalb des medizinischen Sektors verbraucht werden.

Die experimentelle und die klinische Krebsforschung sind dabei besonders wichtige Anwendungsgebiete für radioaktive Isotope bzw. für kernphysikalische Verfahren. Wohl die vielseitigste Methode in der Anwendung der Radioisotope in der Onkologie ist die Indikatoruntersuchung, die 1923 von Hevesy entwickelt wurde. Sie beruht darauf, daß radioaktive Isotope das gleiche chemische Verhalten zeigen wie die zugehörigen stabilen Isotope und daher bei Stoffwechselvorgängen im lebenden Organismus auch völlig gleichartig behandelt werden. Die Strahlung, die beim Zerfall der radioaktiven Isotope entsteht, bietet die Möglichkeit, durch Messung ihrer Intensität eine quantitative Aussage über das Schicksal, das das zugeführte Radioisotop und damit auch das vorhandene stabile Isotop im Organismus erfahren haben, zu machen. Während Hevesy seinerzeit nur die wenigen in der Natur vorkommenden radioaktiven Substanzen für seine Versuche an Pflanzen verwenden konnte, stehen heute radioaktive Isotope fast sämtlicher Elemente für die biologische Forschung zur Verfügung. Besonders wichtig sind dabei der radioaktive Wasserstoff ^{3}H und der radioaktive Kohlenstoff ^{14}C.

Da beide Isotope eine geringe Energie haben, bereitete früher ihr quantitativer Nachweis einige Schwierigkeiten. Heute ist jedoch die Methode der *Flüssigszintillationsmessung* so weit entwickelt, daß lange Reihenmessungen in automatisch arbeitenden Probenwechslern vorgenommen werden können. Für die exakte Lokalisation der radioaktiven Substanz im Gewebe, ja sogar innerhalb der Zelle, ist dagegen die niedrige

Energie besonders vorteilhaft, denn sie gestattet es, Autoradiographien mit sehr hohem Auflösungsvermögen zu erhalten.

Bei Isotopen mit höherer Strahlenenergie sind übliche Probenwechsler mit Messung der Beta- oder der Gammastrahlung allgemein gebräuchlich. Besondere Beachtung verdienen noch solche Probenwechsler, die durch Abschirmung und elektronische Kompensation Zählungen mit extrem niedrigem Untergrund erlauben. Durch Verwendung dieser Geräte konnte in der Grundlagenforschung die Nachweisempfindlichkeit etwa um eine Größenordnung nach unten verschoben werden.

Die Entwicklung der Kernphysik hat der chemischen und vor allem der biochemischen Forschung eine weitere neuartige, besonders interessante Methode der Spurenanalyse geliefert, die sogenannte *Neutronenaktivierungsanalyse.* Sie beruht darauf, daß man die zu prüfende Substanz einer intensiven Neutronenbestrahlung aussetzt. Durch Kernreaktionen werden dann radioaktive Isotope gebildet, die man nun ihrerseits bestimmen muß, um zu wissen, welche Elemente in welchen Konzentrationen in der Probe vorgelegen haben.

Da dieses Analysenverfahren für eine ganze Reihe biologisch bedeutender Spurenelemente den quantitativen Nachweis mit einer 10^2- bis 10^3fach höheren Empfindlichkeit gestattet als chemische Methoden, ist es besonders wichtig und besonders da bedeutsam, wo nur sehr kleine Volumina für die Analyse zur Verfügung stehen, beispielsweise bei Präparaten von Zellbestandteilen, wie etwa Zellkernen oder Mitochondrien.

Für die Durchführung solcher Analysen wird dem Krebsforschungszentrum in Kürze ein Forschungsreaktor vom Typ TRIGA Mark I zur Verfügung stehen, der im Institut für Nuclearmedizin z. Z. eingebaut wird. Abb. 1 zeigt einen Schnitt durch diesen Reaktor. Der eigentliche Reaktorkern steht am Boden eines 7 m tief in die Erde eingelassenen Wassertanks. Das Wasser und die umgebende Erde garantieren dabei einen perfekten Strahlenschutz. Die zu analysierenden Proben können an verschiedenen Stellen innerhalb des Reaktorkerns untergebracht werden. Das Wasser ist nicht nur ein guter Strahlenschutz nach oben, sondern gestattet als transparentes Material auch die direkte Beobachtung des Einführens der Proben und auch der Bestrahlung selbst.

Für Reihenuntersuchungen ist ein Probenkarussell im Kern enthalten, das 48 verschiedene Proben aufnehmen kann. Bei einer Neutronendichte von 10^{13} pro sec und cm^2 können die Analysen mit höchster Empfindlichkeit vorgenommen werden.

Die eigentliche Analyse erfolgt in einem Strahlungsmeßgerät. Auch hier stehen in jüngster Zeit Apparate zur Verfügung, die solche Bestimmungen erheblich vereinfachen. Die gesamte von der bestrahlten Probe ausgesandte radioaktive Strahlung wird über einen Szintillationsdetektor einem *Vielkanalanalysator* zugeleitet, der die Strahlungsintensität in Abhängigkeit von der Strahlungsenergie aufzeichnet. Ein solches Gerät ist in Abb. 2 gezeigt. Da die einzelnen radioaktiven Substanzen charakteristische Energien haben, kann das aufgenommene Spektrum in seine Einzelbestandteile zerlegt werden. Jedes Gammastrahlen aussendende Isotop hat ein oder mehrere charakteristische Maxima. Zu einer

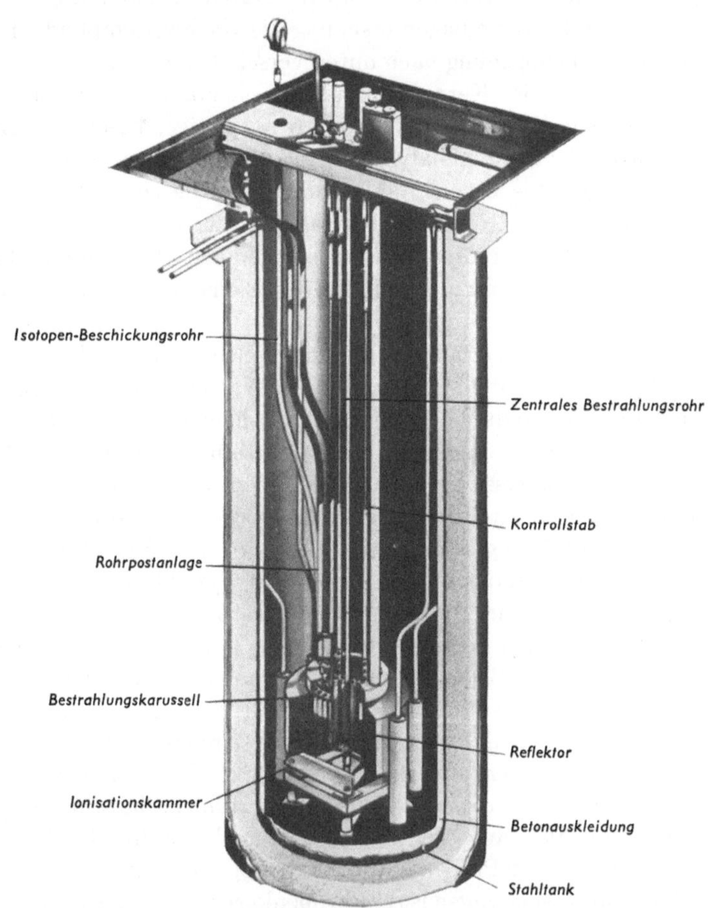

Abb. 1. Schematischer Querschnitt durch den Reaktortank

genauen Analyse muß das Spektrum digital aufgezeichnet werden, was in einer elektrischen Druckeinrichtung erfolgt. Außer dem Drucker wird auch noch ein Lochstreifenstanzer betrieben, der den Informationsinhalt des Spektrums auf Lochstreifen überträgt. Das ist notwendig, weil bei sehr komplexen Spektren die Auswertung durch Vergleich mit Eichspektren auf rechnerischem Wege erfolgen muß. Diese Rechnungen sollen mit dem später im Institut für Dokumentation, Information und Statistik vorhandenen Rechenautomaten vorgenommen werden.

Die Neutronenaktivierungsanalyse wird indessen nicht die einzige Aufgabe des im Deutschen Krebsforschungszentrum vorhandenen Reaktors sein. Dieser wird es vielmehr auch ermöglichen, solche radioaktiven Isotope herzustellen, die eine besonders kurze Halbwertszeit haben und

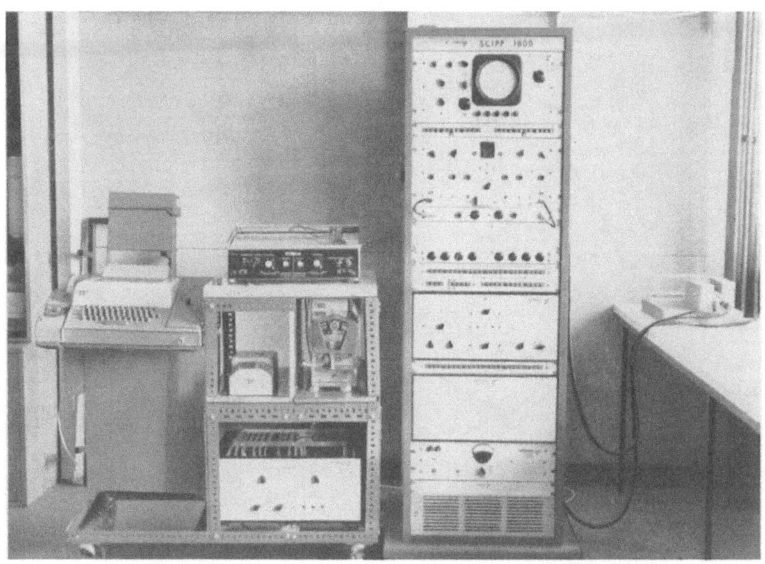

Abb. 2. 1600-Kanalanalysator mit Ausgabedruck- und Stanzwerk

deswegen nicht über längere Strecken transportiert werden können. Ein besonderes Interesse an derartigen kurzlebigen Isotopen besteht, wenn man sie für *Indikatoruntersuchungen* in der Klinik verwenden will, sie also Patienten zu Untersuchungszwecken verabreichen möchte. Derartige klinische Indikatoruntersuchungen spielen in der Erkennung und Lokalisation von bösartigen Tumoren eine besondere Rolle. Dazu einige Beispiele:

Es ist bekannt, daß Jod mit sehr hoher Anreicherung in der Schilddrüse gespeichert wird. Gibt man eine kleine Menge radioaktiven Jods, so kann man mit Hilfe eines Szintigraphen ein sehr deutliches Bild der Schilddrüse, – genauer gesagt – des funktionstüchtigen Schilddrüsengewebes bekommen. Wird funktionstüchtiges Schilddrüsengewebe durch entartetes Geschwulstgewebe ersetzt, so findet sich an dieser Stelle keine Jodaufnahme, wie dies in Abb. 3 zu sehen ist. Der Tumor stellt sich hier durch mangelnde Aufnahme von Radioaktivität dar. Bei Wahl geeigneter Verbindungen kann man für zahlreiche Organe ähnliche Bilder erhalten.

In entsprechender Weise können Nierengeschwülste lokalisiert werden (wenn man eine radioaktiv markierte Substanz verwendet, die in normalem Nierengewebe angereichert wird, im Tumorgewebe dagegen nicht) oder auch Lebermetastasen (wobei ebenfalls spezifische Affinitäten bestimmter radioaktiv markierter Verbindungen zu normalem Lebergewebe ausgenutzt werden).

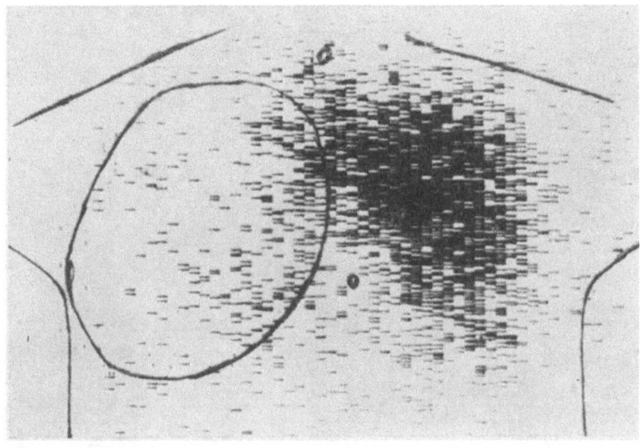

Abb. 3. Szintigramm einer Schilddrüse mit kaltem Knoten

In allen diesen Fällen gelingt es zwar, den Tumor zu erkennen und auch zu lokalisieren, aber Voraussetzung dazu ist, daß er einen Durchmesser von wenigstens 1,5 cm im Fall der Schilddrüse und von etwa 3 cm im Fall von Leber und Niere hat. Wenn man eine Substanz zur Verfügung hat, die im Tumor stärker angereichert wird, als in der Umgebung, sind die Voraussetzungen für die Erkennung und Lokalisation des Geschwulstgewebes günstiger; so etwa bei Hirntumoren, bei denen die Besonderheit der Gehirnsubstanz, nur sehr langsam Ionen oder kleinmolekulare Stoffe aus der Blutbahn aufzunehmen, die Basis für die Anfärbung des Geschwulstgewebes liefert. Mit einer Reihe von Substanzen, unter denen das sehr kurzlebige Technetium (^{99m}Tc) in den allerletzten Monaten die größte Bedeutung erlangt hat, können wir heute doch mit großer Zuverlässigkeit Hirntumoren darstellen.

In Ausnahmefällen gelingt es auch, durch besondere hormonelle Stimulierung Metastasen reifer Schilddrüsencarcinome zur Aufnahme von radioaktivem Jod zu bringen. Es gelingt dann auch, verhältnismäßig kleine Herde darzustellen. Die Bedeutung der positiven Tumordarstellung geht aber noch viel weiter. Gelingt es nämlich, Voraussetzungen dafür zu schaffen, daß das radioaktive Material im Tumor nicht nur stärker als in der Umgebung, sondern auch stärker als an irgendeiner anderen Stelle des Körpers angereichert wird, so kann man die Strahlung der radioaktiven Stoffe über das Tumorerkennen und -lokalisieren hinaus auch zur Strahlentherapie verwenden. In den verhältnismäßig seltenen Fällen, in denen wir heute die Voraussetzungen hierzu schaffen können, sind die Erfolge geradezu erstaunlich.

Die Suche nach Verfahren, die es gestatten, Radioaktivität im Tumor anzureichern, dürfte zu den wichtigsten Aufgaben der Nuklearmedizin auf dem Gebiet der klinischen Geschwulstforschung gehören; es ist zu hoffen, daß mit einer Intensivierung der Forschung auf diesem Gebiet auch Erfolge erzielt werden können, die die Aussichten für eine große Zahl geschwulstkranker Patienten erheblich verbessern werden.

Changing Horizons in Cancer Research

By

H. P. Rusch

It is a pleasure to be with you on the occasion of Professor Bauer's 75th anniversary and to have this opportunity to see the start of a new cancer institute which he played such a vital part in initiating. Professor Bauer's lifetime spans a period characterized by many significant discoveries in the field of cancer. Indeed, we may mark the beginning of experimental cancer research with Hanau's discovery, just a year or two before Professor Bauer's birth, that a neoplasm could be successfully transplanted in rats. During his boyhood and early youth the cancer problem received considerable attention, and many new findings were reported. Following Hanau's work, many transplantable tumor lines were established, some of which are still in existence. Studies on resistance and immunity to transplantable cancer were initiated; x-rays were discovered by Roentgen, and their use for both diagnosis and therapy was introduced. Rehn reported that the incidence of bladder cancer was very high in men employed in factories which manufactured certain dyes; certain neoplasms of fowl were shown to be of viral origin; surgical techniques for cancer therapy were greatly improved.

Significant discoveries continued at an accelerated rate after Professor Bauer reached mature manhood, and during this period he himself made valuable contributions to the field. Work on the biochemistry of cancer became popular, and Warburg's theory that a defect in intermediary metabolism of a normal cell was responsible for its conversion into a cancer cell had a momentous effect on biochemical research.

During this period, the first pure chemical carcinogens were discovered, and the identification of each new class of chemicals with carcinogenic properties was an exciting event. Ultraviolet light was shown to be carcinogenic, and the wave lengths involved and amount of energy required were defined. During this period the influence of dietary factors and of caloric restriction on the carcinogenic process was also studied extensively. The role of estrogens and of other hormones in the formation of cancer, especially of the reproductive system, was studied in detail, and much valuable information was obtained from these experiments. HUGGINS demonstrated the role of hormones on various tumors, and STRONG introduced inbred strains of mice essential for precise studies on the role of genetics and cancer, for studies on immunity, tissue transplantation, and for investigations on oncogenic viruses. The presence in the milk of some mice of a factor (later shown to be a virus) which was responsible for the formation of certain mammary tumors was greeted with skepticism at first, but later it was accepted as one of the major discoveries in the field of cancer research. At that time, when the field of tissue and cell culture was still relatively new, each report of success in growing a new type of mammalian cell in culture was regarded as a significant advance. A massive search for chemotherapeutic agents was initiated, and a resurgence of interest in oncogenic viruses occurred when a number of animal neoplasms were shown to be of viral origin.

In summary, Professor BAUER has lived through a period that was exciting and exhilarating in the field of cancer research. It was a time full of achievements and promise, but we can not let ourselves be complacent about the advances of the past. It is imperative that we constantly reevaluate what has been done, reject problems which have become unproductive, expand those which show the greatest promise, and – most important of all – we must seek entirely new areas of research.

I will enumerate some of the research problems which I consider deserve greater emphasis. First, however, we should try to clarify exactly what we hope to accomplish. To do this, we must attempt to define cancer in the simplest terms in order to clarify the questions which we wish to ask.

As a guide to this end, we might regard *a neoplastic cell* as one in which the failure to repress the processes leading to cell division has become heritable and which is characterized by the capacity to invade and metastasize. Admittedly, this definition is an oversimplification which does not account for all characteristics of the cancer cell, but the problem is so complex that we must attack one aspect at a time. Acceptance of this definition would immediately indicate certain key problems worthy of attention.

1. We should attempt to learn more about the *biochemistry of cell division*. To accomplish this, studies should be carried out on cells that can be synchronized (such as cells grown in culture) and on organisms (such as *Physarum polycephalum*) in which nuclear division is naturally synchronous. In addition, since many neoplastic cells become dedifferentiated to varying degrees, we should learn more about the *biochemistry of differentiation*. Again, I would urge the use of systems in which differentiation is relatively simple. Sporulation in myxobacteria is an example of

a simple type of differentiation, and little work on differentiation has been done with these organisms. They have the further advantage that certain of their genetic features are already known.

2. Since neoplastic transformation is heritable, it would appear that carcinogens, both chemical and physical, may alter the *genetic* integrity of the normal cell. Such *alteration* might occur in the DNA or at any step of the path by which coded information is transcribed and transformed and passed on to the remainder of the cell. Changes of this type should be searched for vigorously. In neoplasms of known viral origin it is not necessary to postulate an alteration of existing DNA, since foreign genetic material is introduced into the cell. It is also possible that certain cancers may result from an alteration of heritable material in the cytoplasm. This possibility seems quite plausible inasmuch as DNA has been found in mitochondria and in other organelles in the cytoplasm. All possible variations of this aspect of malignant transformation should receive greater attention.

3. Another aspect of the problem of carcinogenesis which deserves more vigorous study is the stage known as *promotion*. It has been clearly demonstrated that the formation of certain types of cancer requires at least two stages, the first being initiation and the second, promotion. It appears that the first stage involves a mutagenic change, but this change may remain quiescent until stimulated to express itself by a promoter. The mechanism by which promoters function is not known, although a number of promoters have been identified, one of the most effective ones being croton oil. You have just heard that Professor HECKER has fractionated croton oil and has succeeded in obtaining a number of pure compounds which are potent promoters. Now we must determine the specific biochemical changes induced by these promoters, and I understand from Prof. HECKER that this aspect of the problem will be virgorously pursued

4. One aspect of studies on the etiology of cancer which has received increasing support and attention in recent years is on *the role of viruses* in tumor formation. The list of viruses known to be responsible for various types of tumors in animals is growing constantly, and it is generally assumed that certain human neoplasms also have a viral origin; however, for various reasons it is difficult to prove such origin. Among the human neoplasms considered more likely to be caused by viruses are certain leukemias, tumors of the lymphoid organs, certain cancers of the urinary bladder, and intestinal polyposis. Viruses are frequently found in human cancers, but this is obviously not proof of causation. Also, the inability to identify a virus in a given neoplasm with the electron microscope cannot be considered as evidence that the neoplasm is not of viral origin, since

viruses may be "hidden". It is thus necessary to use other methods to demonstrate a relationship between virus and tumor. Attempts to show neoplastic transformation of normal cells cultured with viruses isolated from humans are in progress in some laboratories, and these studies should be expanded.

Recent experiments have shown that certain strains of adenovirus isolated from the pharynx of humans will produce tumors following inoculation into hamsters. It is, therefore, of interest to determine whether there is any homology between the DNA of such virus and the DNA isolated from human tumors. Homology would not prove the virus to be the etiologic agent, but a positive finding would be a promising lead.

5. Another problem which deserves much greater emphasis is the *search for tumor-specific antigens.* Investigations along these lines were popular many years ago, but after a time most people lost interest, since pure strains of animals, essential for such work, were not available. In recent years a number of well trained investigators have started to reinvestigate this problem with more adequate methods, and it appears that small amounts of tumor-specific antigens are produced by some neoplasms. In most cases such antigens are fixed to the cells and are not in the blood stream. Eventually, it may be possible to release such fixed antigens and to concentrate them. If we could accomplish this, the control of cancer would be within our grasp.

6. I would like to suggest that more investigators become interested in the *chemical and physical properties of the cell wall or membrane.* It has been known for years that neoplastic cells metastasize and invade, and it has been suggested that their cell walls are less sticky. Moreover, many normal cells exhibit contact inhibition in tissue culture, whereas most neoplastic cells do not. Certain antigenic properties reside in the cell wall. Work in this field has been retarded by the lack of good methods, but recent progress in separating the various membranes of the cell, including the cell wall, by high-speed centrifugation should stimulate rapid progress in this field.

7. The *rôle of genetics* in cancer formation also requires further study. It has been shown that chromosomal aberrations accumulate with age in both mice and humans, and the rate is surprisingly high: 22 per cent of the liver cells of normal 1-year-old mice were found to carry visible chromosomal abnormalities. The evidence suggests that dominant lethal mutations accumulate in somatic tissues at a much higher rate than would be predicted from measurements carried out on germ cells. It is probable that mutations leading to cancer also occur at a fair rate. Thus we find ourselves returning to Professor BAUER's suggestion to this effect, made a number of years ago.

8. We must also make a greater effort to explain the *differences in the incidence of cancer* of certain tissues found in people living in various parts of the world. For example the incidence of stomach cancer is decreasing in some countries. Why is this? It is important that we learn the reason for such a change. To obtain an answer to this problem serves as an excellent challenge to epidemiologists and statisticians.

9. Investigations on the *therapy of cancer* should also be expanded, but we are badly in need of new approaches. For example, the control of cancer is not entirely dependent on destroying cancer cells if we could find a way of preventing invasion and metastasis. A better understanding of the properties of the membrane of the neoplastic cell, as mentioned previously, is very important for this reason.

10. I would also suggest that we place *less* emphasis on trying to kill the cancer cell by interfering with those cellular functions which are essential for division in normal as well as neoplastic cells. For example, the normal function of DNA and RNA is essential for all cells, and interference with these substances lacks the needed specificity. We should learn more about the *terminal* events in the sequence of processes culminating in cell division, since these later reactions may be more susceptible to therapy which is specific for certain types of cells. As an example, if the proteins which are the immediate precursors of mitosis of one cell type differ from those which initiate mitosis in other cell types, it might be possible to produce specific inhibitors of mitosis in certain cells. To achieve this goal, investigations of the *biochemistry of mitosis* must be greatly accelerated.

I have mentioned only some representative approaches which I feel deserve greater emphasis. In addition, there are other problems which deserve attention. What is important is that we must constantly reevaluate the problem, seek out new ideas, and eliminate those investigations which serve merely to accumulate more data without providing new insights. I am appalled at how many scientists become entrenched in one research area and stay with it during their entire scientific life. I do not suggest that scientists flit from one project to another without exploring the possibilities in depth, but we should keep our minds receptive to new approaches and pursue them when existing projects cease to be truly productive.

This advice is not easy to follow. It can, however, be aided by frequent communication and exchange of information within an institution and between institutions. Too often veils of secrecy are maintained by investigators until they become as isolated in an institution as they would be if conducting research all alone in the middle of a desert. In our new laboratory in Madison we are constantly striving to maintain and improve communication, and this is definitely more difficult now that we are in a larger building than it was when we were all crowded together in little space. We find that weekly conferences, attended by the senior faculty, are invaluable for the exchange of ideas and even of critical suggestions which would probably not be made at seminars attended by many people. The latter are also essential but serve another purpose.

It is also important for a research group or institute to add younger people to its staff and to encourage independent thought. This is necessary, since the more mature investigators in an institution will have less time for research as they are increasingly burdened with committee activities and with administration.

Your new institution should rank with the best in the world, and I want to congratulate Professor BAUER and his colleagues for their foresight in planning it and for their good judgment in selecting outstanding men to be in charge of the research. I wish Professor BAUER every happiness on his 75th anniversary.

Sachverzeichnis

Adenovirus 153
Affennieren-Zellkultur 100f.
Aktivität, cocarcinogene von Crotonölwirkstoffen 124 ff.
Altersabhängigkeit der Krebsempfänglichkeit 27ff.
Aminosäureinkorporation in Tumormitochondrien 113ff.
Analyse immunoélectrophorétique 97
Anpassungshyperplasie 92
Anticorps anti-tumeur 98
— humoraux 97
— spécifiques 95
Antigènes 96
Antimetaboliten 41
Arginin, guanidinmarkiertes 115
Arginin-Inkorporation 111ff.
Augenanlage von Rattenkeimen 89ff.
Autoradiographie 100ff., 145

3,4-Benzpyren 39, 84ff., 105
Benzpyren-Conjugate 84ff.
Berufskrebs 40
Biochemie des Krebses 47
Biochemistry of cell division 151
— of differentiation 151
— of mitosis 154

Cancer cells, functions 73ff.
— en cuirasse 67
— incidence 154
Cancerogenese, experimentelle 47, 84, 86
Cancer therapy 154
Capillarspasmus bei Hyperthermie 59
Carcinogene, chemische 45, 82, 84, 87, 121
— physikalische 82, 87
Carcinogenese 121, 124, 126
Carcinogens, physical 152
— chemical 152
Cell membrane 153
Chemotherapie 35, 43, 51
— und Operation 51
Cocarcinogene 121ff.
Contact inhibition 73f.
Cortisone 77

Crotonöl 121, 124
Cytolyse 51
Cytostatica bei Überwärmungstherapie 65
Cytostatische Substanzen 51
Cytotoxische Substanzen 51

DÄNA s. Diäthylnitrosamin
Defektmutation 44
Desoxyribonucleic acid 73ff., 152ff.
Desoxyribonucleinsäure 84ff., 100, 106
Diäthylnitrosamin 81f.
4-Dimethylamino-azobenzol 76, 81
4-Dimethylamino-diphenyl 82
4-Dimethylamino-stilben 82
9,10-Dimethyl-1,2-benzanthracen 82
7,12-Dimethylbenzanthracene 78f.
Dinitrophenol 115
DMBA s. 7,12-Dimethylbenzanthracen
DNA s. Desoxyribonucleic acid
DNS s. Desoxyribonucleinsäure
DNS-Synthese 102

éffet cytotoxique 95
Elektronenanlagerungs-Massenspektrometrie 123
Erythrocyten, Schädigung durch Überwärmung 59
Estrogens 77, 150
Ewing-Sarkom 66
Extrem-Hyperthermie 53ff., 128ff.

Feedback-deletion 47
Feedback-inhibition 47
Feedback-repression 47
Flüssigszintillationsmessung 144
Fluorescenz-Immunologie 102
Forschungsreaktor TRIGA Mark I 145
Fortpflanzungsfähigkeit, Anzuchtmäuse 30

Ganzkörper-Extrem-Hyperthermie 53ff., 69, 129ff.